Sitzungsberichte der Heidelberger Akademie der Wissenschaften

Mathematisch-naturwissenschaftliche Klasse

Die Jahrgänge bis 1921 einschließlich erschienen im Verlag von Carl Winter, Universitätsbuchhandlung in Heidelberg, die Jahrgänge 1922—1933 im Verlag Walter de Gruyter & Co. in Berlin, die Jahrgänge 1934—1944 bei der Weiß'schen Universitätsbuchhandlung in Heidelberg. 1945, 1946 und 1947 sind keine Sitzungsberichte erschienen.

Jahrgang 1938.

1. K. Freudenberg und O. Westphal. Über die gruppenspezifische Substanz A (Untersuchungen über die Blutgruppe A des Menschen). DMark 1.20.
2. Studien im Gneisgebirge des Schwarzwaldes. VIII. O. H. Erdmannsdörffer. Gneise im Linachtal. DMark 1.—.
3. J. D. Achelis. Die Ernährungsphysiologie des 17. Jahrhunderts. DMark 0.60.
4. Studien im Gneisgebirge des Schwarzwaldes. IX. R. Wager. Über die Kinzigitgneise von Schenkenzell und die Syenite vom Typ Erzenbach. DMark 2.50.
5. Studien im Gneisgebirge des Schwarzwaldes. X. R. Wager. Zur Kenntnis der Schapbachgneise, Primärtrümer und Granulite. DMark 1.75.
6. E. Hoen und K. Appel. Der Einfluß der Überventilation auf die willkürliche Apnoe. DMark 0.80.
7. Beiträge zur Geologie und Paläontologie des Tertiärs und des Diluviums in der Umgebung von Heidelberg. Heft 3: F. Heller. Die Bärenzähne aus den Ablagerungen der ehemaligen Neckarschlinge bei Eberbach im Odenwald. DMark 2.25.
8. K. Goerttler. Die Differenzierungsbreite tierischer Gewebe im Lichte neuer experimenteller Untersuchungen. DMark 1.40.
9. J. D. Achelis. Über die Syphilisschriften Theophrasts von Hohenheim. I. Die Pathologie der Syphilis. Mit einem Anhang: Zur Frage der Echtheit des dritten Buches der Großen Wundarznei. DMark 1.—.
10. E. Marx. Die Entwicklung der Reflexlehre seit Albrecht von Haller bis in die zweite Hälfte des 19. Jahrhunderts. Mit einem Geleitwort von Viktor v. Weizsäcker. DMark 3.20.

Jahrgang 1939.

1. A. Seybold und K. Egle. Untersuchungen über Chlorophylle. DMark 1.10.
2. E. Rodenwaldt. Frühzeitige Erkennung und Bekämpfung der Heeresseuchen. DMark 0.70.
3. K. Goerttler. Der Bau der Muscularis mucosae des Magens. DMark 0.60.
4. I. Hausser. Ultrakurzwellen. Physik, Technik und Anwendungsgebiete. DMark 1.70.
5. K. Kramer und K. E. Schäfer. Der Einfluß des Adrenalins auf den Ruheumsatz des Skeletmuskels. DMark 2.30.
6. Beiträge zur Geologie und Paläontologie des Tertiärs und des Diluviums in der Umgebung von Heidelberg. Heft 2: E. Becksmann und W. Richter. Die ehemalige Neckarschlinge am Ohrsberg bei Eberbach in der oberpliozänen Entwicklung des südlichen Odenwaldes. (Mit Beiträgen von A. Strigel, E. Hofmann und E. Oberdorfer.) DMark 3.40.
7. Studien im Gneisgebirge des Schwarzwaldes. XI. O. H. Erdmannsdörffer. Die Rolle der Anatexis. DMark 3.20.
8. Beiträge zur Geologie und Paläontologie des Tertiärs und des Diluviums in der Umgebung von Heidelberg. Heft 4: F. Heller. Neue Säugetierfunde aus den altdiluvialen Sanden von Mauer a. d. Elsenz. DMark 0.90.
9. K. Freudenberg und H. Molter. Über die gruppenspezifische Substanz A aus Harn (4. Mitteilung über die Blutgruppe A des Menschen). DMark 0.70.
10. I. von Hattingberg. Sensibilitätsuntersuchungen an Kranken mit Schwellenverfahren. DMark 4.40.

Sitzungsberichte
der Heidelberger Akademie der Wissenschaften
Mathematisch-naturwissenschaftliche Klasse
Jahrgang 1949, 7. Abhandlung

Pathologische Anatomie der Glykolvergiftung und des Alloxandiabetes

Von

Wilhelm Doerr

Mit 18 Textabbildungen

Vorgelegt in der Sitzung vom 20. Oktober 1948

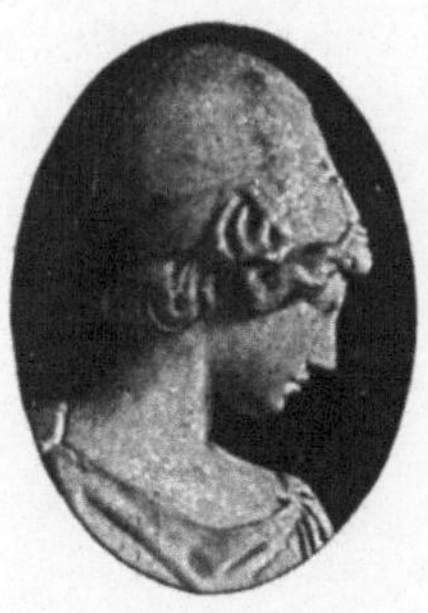

Heidelberg 1949
Springer-Verlag

ISBN-13: 978-3-540-01423-2 e-ISBN-13: 978-3-642-45814-9
DOI: 10.1007/978-3-642-45814-9

Pathologische Anatomie der Glykolvergiftung und des Alloxandiabetes[1,2,3,4].

Aus dem Pathologischen Institut der Universität Heidelberg
(Vorstand: Professor Dr. A. SCHMINCKE).

Von

Wilhelm Doerr.

Inhaltsverzeichnis.

---

[1] Die Arbeit war unter dem Titel „Zur Morphologie der experimentellen Glykolvergiftung nebst Bemerkungen über den Alloxandiabetes" angekündigt worden (Klin. Wschr. **1947**, 749). Wegen der Ausweitung der Probleme mußten Überschrift und Art der Veröffentlichung geändert werden.

[2] Die Arbeit wurde abgeschlossen am 15. 8. 48 und durch einen Anhang (S. 106) vom 22. 10. 48 auf den neuesten Stand gebracht.

[3] Herrn Professor Dr. R. KUHN, Kaiser-Wilhelm-Institut für Medizinische Forschung, Institut für Chemie, Heidelberg, und seinem Assistenten, Herrn Dr. G. QUADBECK, danke ich ergebenst für die ständige Beratung und die großzügige materielle Unterstützung. Mein besonderer Dank gilt Herrn Dr. F. BOPP, wissenschaftlichem Assistenten am Pathologischen Institut, für seine stete Hilfe bei der Durchführung der Tierversuche.

[4] Die auf S. 98 erörterten Fragen hypothetischer Beziehungen zwischen Glyoxal und Pankreasdiabetes wurden, nachdem ich Pankreasschäden bei Glyoxalvergiftung beobachtet hatte, zuerst von Herrn Prof. KUHN angeschnitten und dann vielfach zusammen besprochen. Es wurde vereinbart, daß, nachdem gemeinsam über die ersten Ergebnisse berichtet worden war [„Pankreasschäden durch Glyoxal", DOERR, W., u. F. BOPP, sowie KUHN, R., u. G. QUADBECK, Naturwissenschaften **35**, 125 (1948)] beide Institute getrennt, entsprechend der verschiedenen Arbeitsweise, vorgehen und über die jeweiligen Befunde selbständig berichten sollten. — Vorliegende Arbeit enthält die pathologisch-anatomischen Ergebnisse.

A. Einleitung.

Das Studium der Organveränderungen nach Frostschutzmittelvergiftung legte den Gedanken nahe, daß wenigstens ein Teil der Giftwirkung mancher Glykole auf die intermediär gebildete Oxalsäure zurückgeführt werden könnte. Die experimentelle Untersuchung dieses Sachverhaltes hat nun nicht nur eine teilweise Klärung der Verhältnisse gebracht, sondern auch andere Zusammenhänge aufgedeckt. Es hat sich nämlich zeigen lassen, daß ein anderer Stoff, der gegebenenfalls beim Abbau eines Glykoles intermediär auftritt, das Glyoxal (CHO·CHO), unter anderem Pankreasveränderungen hervorruft, die denen nach Alloxanvergiftung sehr ähnlich sind.

Die Untersuchung der experimentellen Glykolvergiftung ist also in mehrfacher Hinsicht aufschlußreich. Die heutige Mitteilung verfolgt zwei Ziele:

1. Darstellung der morphologischen Veränderungen nach Vergiftung mit verschiedenen Glykolen.

2. Beschreibung der Beziehungen, die sich zwischen Glykolvergiftung und Alloxandiabetes ergeben haben.

B. Erster Teil: Vergleichende Pathologie der Glykolvergiftung.

1. Allgemeine Bedeutung der Glykolvergiftung.

Die Kenntnis der Glykolvergiftung besitzt eine große praktischärztliche Bedeutung (Doerr, Kraft und Rauschke). Das hängt damit zusammen, daß die Glykole als hervorragende Vertreter der technischen Lösungsmittel weiteste Verbreitung in allen Ländern gefunden haben. Sie besitzen trotzdem eine nicht zu unterschätzende Giftigkeit für Mensch und Tier. Es ist daher leicht verständlich, daß sich die verschiedensten Arbeitskreise immer wieder mit den Glykolen beschäftigen. Gerichtliche und Unfallmedizin (Dotzauer, Saxholm, ten Berg, Kopf und Loeser, Behrens), Pharmakologie (Luduena, Fellows, Laqueur und Driver; Hanzlik, Lawrence, Fellows, Luduena und Laqueur; Robertson, Loosli, Puck, Wise, Lemon und Lester; Sabalitschka; Meyer, Massatsch und Kuntze; Fabre) und pathologische Anatomie (Schoenmackers, Hagemann und Chiffelle), Chemie und Biochemie (Shaffer und Critchfield; Lundblad, Fellows, Luduena und Hanzlik), Mikrobiologie (Dentice di Accadia; Berry und Michaelis; Wade; Prigal, McGavack und Bell) und selbst die Genetik (D'Amato) untersuchen Eigenschaften, Giftigkeit und Vergiftungsfolgen dieser Stoffe.

Wir haben uns bei unseren Untersuchungen davon leiten lassen, daß die pathologische Anatomie der Glykolvergiftung noch besonders erfahrungsbedürftig sei. Das kommt nicht etwa daher, daß

Obduktionsbeobachtungen besonders selten, sondern davon, daß die einzelnen Mitteilungen verstreut sind, und die verschiedenen Bearbeiter keine genügende Kenntnis von den Befunden der anderen Untersucher gehabt haben. So ist es zu allerlei Mißverständnissen gekommen. Während die technische Industrie ein verständliches Interesse daran hat, ihre Produkte in der geeigneten Weise abzusetzen, wird andererseits eine strenge Überwachung des Gebrauchs der Glykole nachhaltig gefordert.

Der Zweck meiner früheren Mitteilung (mit KRAFT u. RAUSCHKE) sollte es sein, die Gefahr, die durch ungeeignete Verwendung der Glykole drohen kann, zu kennzeichnen, die groben pathologisch-anatomischen Befunde bekannt zu machen, aber auch vor übertriebenen Befürchtungen zu warnen. In der Zwischenzeit sind weitere ergänzende Untersuchungen durchgeführt worden, so daß heute über alle Einzelheiten berichtet werden kann. Soll das Ziel – Aufklärung im besten Sinne – erreicht werden, so hat die pathologische Anatomie durch Erhebung und Deutung der gestaltlichen Befunde eine wichtige Aufgabe zu erfüllen.

2. Methodik.

Wir haben in 8 verschiedenen Versuchsgruppen Glykole und verwandte Substanzen in ihrer Wirkung auf die Katze geprüft. Die Tiere wurden in großen Käfigen mit Auslauf gehalten und mit reichlich Küchenabfällen (mit nicht ganz kleinen Fleisch- und Milchzulagen) in gutem Zustand gehalten. Weil wir annehmen mußten, daß die bei einzelnen Glykolen als Zwischenabbauprodukt erwartete Oxalsäure eine Veränderung des Blutkalkspiegels hervorruft, und um andersartige Blutveränderungen zu studieren, mußte laufend Blut entnommen werden. Die einzelnen Giftmengen wurden so gewählt, daß bei relativ hoher Dosis eine längst mögliche Lebensdauer der Tiere erwartet werden durfte. Es sollten eben möglichst grobe Organveränderungen erzielt werden. Es wurde daher folgende Versuchsanordnung grundsätzlich eingehalten: Laufende Wägung der Tiere, Temperaturmessung vor jedem Eingriff, 2mal wöchentlich Herzpunktion, Entnahme von 3—4 cm^3 Blut, Bestimmung der Blutgerinnungszeit, Differenzierung des Blutausstrichs, Ermittlung des Blutcalciumspiegels in 2 cm^3 Serum nach KRAMER und TISDALL in der bei RONA und KLEINMANN angegebenen Modifikation, unmittelbar nach der Punktion Vergiftung der Tiere mit der stark verdünnten wäßrigen Glykollösung durch Magensonde[5]. Laufende Urinuntersuchung in der üblichen Weise. Die Obduktion wurde unmittelbar nach Eintritt des Todes vorgenommen. Die Tiere der Gruppen G und H sind nach vierwöchentlicher Dauer des Versuches dekapitiert worden. Untersuchung der inneren Organe einschließlich Skeletmuskulatur, vereinzelt auch des rechten Femur an Gefrier- und Paraffinschnitten mit HE-, v. Gieson-, Azan- und Sudan III-Färbung; histochemische Reaktion auf oxalsaure Konkremente

[5] Nur bei Gruppe H wurde anders verfahren.

nach BIRCH-HIRSCHFELD, auf phosphorsauren Kalk nach v. KOSSA, Untersuchung von Großhirnrinde und Hirnstamm im NISSL-Bild.

Wir haben aus folgenden Gründen die Katze als Versuchstier gewählt[6].

a) Die Katze soll nach LEHMANN und FLURY hinsichtlich ihrer Giftempfindlichkeit dem Menschen am ähnlichsten sein.

b) Die Schule von FLURY hatte die Toxikologie der Glykole vorwiegend an Katzen ausgearbeitet (FLURY, FLURY und WIRTH, WALTHER, HOFBAUER). Ich mußte mich also der Katze bedienen, um Vergleichsmaterial zu besitzen.

c) Die Katze zeigt konstantere Blutkalkwerte als das herbivore Kaninchen. Sie war also auch deshalb für unsere Untersuchungen der Glykolvergiftung besser geeignet.

Außer den eigentlichen Glykolen (Gruppen b—f) wurden Kaliumoxalat als Vergleich, Dioxan wegen seiner Ähnlichkeit mit den Glykolen und in Parallele zu den Untersuchungen von E. GROSS, sowie der Adipinsäureglykolpolyester, der eine Salbenform besitzt, und der, soweit mir bekannt, auf seine organschädigende Wirkung überhaupt noch nicht geprüft worden war, untersucht. Als Kontrolltiere dienten 5, infolge von Punktionszwischenfällen jeweils ganz am Anfang der Versuche akut verstorbene Katzen (sie zeigten keine nennenswerten toxisch bedingten Organveränderungen) und ein weiteres Tier. Es wurde von vornherein zur planmäßigen Kontrolle gehalten, hatte alle Punktionen mitgemacht und wurde am 66. Versuchstage getötet.

3. Ergebnisse.

Die in den einzelnen Vergiftungsgruppen gewonnenen Ergebnisse waren sehr mannigfaltig. Wir hatten uns bemüht, der Individualität des Einzelfalles gerecht zu werden, insoweit das überhaupt bei Tierversuchen möglich ist. Um den Leser nicht durch eine aufeinanderfolgende Darstellung von Einzelschicksalen zu ermüden, sollen die Fälle tabellarisch nach Vergiftungsgruppen so abgehandelt werden, daß man zwar ein genügend genaues Bild der besonderen Verhältnisse eines jeden Falles gewinnen kann, der Überblick über jede Versuchstiergruppe an sich aber erhalten bleibt.

a) Vergiftung mit Kaliumoxalat (Tabelle 1).

Nach orientierenden Vorversuchen am Kaninchen über Ähnlichkeiten und Unterschiede von Oxalat- und Äthylenglykolvergiftung (LUTTERJOHANN 1945) wurde mit ausgedehnteren Untersuchungen an der Katze im Frühjahr 1946 begonnen (KRAFT und RAUSCHKE). Es war zunächst geplant gewesen, mit Kleesalz zu arbeiten und dadurch eine für den Vergleich

[6] Ich begründe ausführlicher, warum die Katze verwendet wurde. Es hat sich nämlich beim Studium des Alloxandiabetes gezeigt — nachdem für Glykolexperimente etwa 40 Katzen untersucht worden waren —, daß gerade die Pankreasveränderungen bei anderen Tieren voraussichtlich noch besser herausgekommen wären.

Ta-

Nr. des Tieres	Giftmenge g/kg: Durchschnittliche Einzeldosis	Giftmenge g/kg: Absolute Gesamtdosis	Lebensdauer in Tagen	Gewicht in kg: Anfang	Gewicht in kg: Ende	Leber	Milz
AI	0,24	2,9	38	1,65	1,5	Trübe Schwellung, Ödem, geringe Blutstauung, grobtropfige Verfettung	Pulpaödem
AII	0,23	1,9	25	1,75	1,78 (!)	Trübe Schwellung, akute Blutstauung, leichtes Ödem der Disseräume	Starkes Ödem von Pulpa und Sinus
AIII	0,29	5,3	62	3,16	2,2	Trübe Schwellung, vacuolige Entartung, Ödem, Dissoziation der Leberepithelreihen, Entleimung	Pulpaödem und Schwellung der Sinusendothele
AIV	0,3	0,9	8	2,25	2,25	Akute Blutstauung	Akute Blutstauung
AV	0,5	0,5	9 Std	1,7	1,7	Akute Blutstauung, interstitielles Ödem, Dissoziation, trübe Schwellung	Entspeicherte Milz

mit der Giftwirkung der verschiedenen Glykole brauchbare morphologische Bezugsbasis zu schaffen. Das hat sich aber wegen der verhältnismäßig schlechten Wasserlöslichkeit und der nicht geringen Ätzwirkung von Kleesalz als nicht in der erwünschten Ausdehnung durchführbar erwiesen. Nach einem Versuch mit Natriumoxalat ($(COONa)_2$), das sich jedoch als ebenfalls nur beschränkt löslich und brauchbar ausgewiesen hatte, wurde endlich im neutralen Kaliumoxalat ($(COOK)_2$) der geeignete Stoff gefunden. Blutkalkwerte und Blutgerinnungszeit zeigten in allen Fällen, offenbar infolge Entstehung von Calciumoxalat, die entgegengesetzte Abhängigkeit. Der Blutausstrich ließ keine gleichmäßigen oder in irgendeinem Sinne deutbaren Ergebnisse erkennen. Die Tiere verloren bis 8% ihres Anfangsgewichtes,

belle 1.

Nieren	Herzmuskel	Lungen	Gehirn	Besonderes	Todesursache
Rindenepithelnekrosen, hyalintropfige und vacuoläre Degeneration, Erythrocytencylinder, Papillenödem, Oxalatinfarkte	Trübe Schwellung Ödem des Interstitiums	Akutes, vesikuläres und interstitielles Emphysem	Hyperämie, leichtes Ödem, primäre Zellreizung	Akute katarrhalische Gastroenteritis	Renale Insuffizienz
Akute Nephrose von Stärke III, leichte Rindenepithelverfettung, Oxalatinfarkte, interstitielle lymphocytäre Infiltrate	Starke, trübe Schwellung	Geringe akute Blähung	Sog. primäre Zellreizung	Gewichtszunahme durch Hydrops anasarka	Herzbeuteltamponade nach 8. Punktion
Rindenepithelnekrosen, prächtige Oxalatablagerung, Schwellung des Glomeruli, seröse Kapselergüsse	Scholliger Zerfall, hyalintropfige Entartung, herdförmige Entzündung	Akutes, vesikuläres und interstitielles Emphysem	Ödem, akute Zellerkrankung	Allgemeiner Hydrops, subakuter Magendarmkatarrh	Vorwiegend renale Insuffizienz
Vereinzelt Rindenepithelnekrosen, trübe Schwellung, hyalintropfige Entartung, Hyperämie	Starke, trübe Schwellung, scholliger Zerfall, Ödem des Bindegewebes	Fleckförmig verteiltes Ödem, akutes Emphysem	Hyperämie, Ödem	Leichtes Hämatoperikard	Vorwiegendkardiale Insuffizienz
Ganz vereinzelte Epithelnekrosen, hydropisch-vacuoläre Entartung	Trübe Schwellung, Ödem des Interstitiums	Akutes vesikuläres und interstitielles Emphysem	Hyperämie	Akute hämorrhagische Gastroenteritis	Kreislaufinsuffizienz

die durchschnittliche Lebensdauer betrug 26,8 Tage. Im klinischen Verhalten waren bemerkenswert: Im Laufe weniger Tage Auftreten von Apathie, Freßunlust, Muskelzittern, klonischen Krämpfen, meist Albuminurie und Oxalaturie, reichlich Harnkanälchenepithelien im Sediment. Von den 5 Tieren sind eines an den Folgen der Herzpunktion, zwei an der renalen Insuffizienz und zwei an Kreislaufschwäche gestorben. Pathologisch anatomisch ist die schwere Nierendegeneration sehr eindrucksvoll. Sie ist vergesellschaftet mit Oxalatinfarkten, hyalinen und Erythrocytencylindern, dem Auftreten streifiger interstitieller Blutungen, Schwellung der Baumannschen Kapsel und Ausbildung seröser Kapselergüsse. Hinsichtlich der übrigen Organveränderungen verweise ich auf Tabelle 9, S. 26.

Ta-

Nr. des Tieres	Giftmenge in cm³/kg		Lebensdauer in Tagen	Gewicht in kg		Leber	Milz
	Durchschnittliche Einzeldosis	Absolute Gesamtdosis		Anfang	Ende		
BI	0,5	3,0	22	2,4	1,95	Akute Blutstauung, starke, trübe Schwellung, hydropische Degeneration, Dissoziation der Epithelreihen, Ödem und interstitielle Blutungen	Sinusendothelschwellung
BII	0,5	1,5	8	2,4	1,8	Starke, trübe Schwellung, Hyperämie und Ödem, unregelmäßige Leberläppchennekrosen, stellenweise höhergradiger Zerfall	Starkes Pulpaödem, Follikelnekrosen, Sinusendothelschwellung
BIII	0,5	3,0	22	1,8	1,75	Akute Blutstauung, Ödem. Mobilisierung der Reticuloendothelien, trübe Schwellung und hyalintropfige Degeneration	Akute Blutstauung
BIV	0,5	2,0	15	2,3	2,6	Akute Stauung, starke, trübe Schwellung, einzelne unregelmäßige Leberläppchennekrosen, Dissoziation der Leberepithelreihen ausgedehntes Ödem	Pulpaödem, Follikelschwellung
BV	0,5	2,0	13	1,1	0,85	Akute Blutstauung, Ödem, trübe Schwellung	Gefäßwandödem, plasmatische Follikelergüsse

belle 2.

Nieren	Herzmuskel	Lungen	Gehirn	Besonderes	Todesursache
Ausgedehnte Epithelnekrosen der Rindenkanälchen, Zellhydrops, hyalintropfige Degeneration, Oxalatinfarkte, hyaline Cylinder, Schwellung der Glomerulusendothelien, seröse Kapselergüsse, vereinzelte interstitielle leukolymphocytäre Infiltrate	Trübe Schwellung, einzelne diffuse interstitielle Rundzellinfiltrate	Akutes vesiculäres Emphysem	Hyperämie, sog. primäre Zellreizung	Akute katarrhalische Gastroenteritis	Vorwiegend renale (hepatorenale) Insuffizienz
Ausgedehnte Rindenepithelnekrosen, Verstopfung der Kanälchen, Hyperämie und Schwellung der Glomeruli, Oxalatinfarkte, streifige interstitielle Blutungen, Verfettung der Rindenareale	Schwellung und Verquellung der Muskelfasern	Fleckförmiges Ödem, akutes Emphysem	Ödem, akute Zellerkrankung	Herdförmige Pankreasnekrosen und interstitielle Pankreatitis	Hepatorenale Insuffizienz
Starke hydropisch vacuoläre Degeneration, einzelne Epithelnekrosen, Oxalatinfarkte, bunte Sprenkelung der Oberfläche	Starke, trübe Schwellung, Ödem des Perimysium int.	Ödem	Ödem, primäre Zellreizung	Herdförmige Verkalkung der NNR	Vorwiegend kardiale Insuffizienz
Rindenepithelnekrosen, Verstopfung der Kanälchen, Oxalatinfarkte, Verfettung einzelner Hauptstücke	Schwellung und Quellung der Muskelfasern. Ödem im Interstitium	Ödem und Randemphysem, akute katarrhalische Bronchitis	Stärkeres Ödem und akute Zellerkrankung in Rinde und Stamm	Herdförmige Pankreasnekrosen. Allgemeiner Hydrops, geringe Herzbeutelblutung	Vorwiegend renale Insuffizienz
Hyalintropfige und vacuoläre Degeneration, besonders in der Rinde	Trübe Schwellung, scholliger Zerfall, diffuse, serös-zellige, interstitielle Ergüsse	Akute katarrhalische Bronchitis, akutes Emphysem	Ödem	Schwellung der NNR und herdförmige Verkalkung; Hydrops anasarka	Vorwiegend kardiale Insuffizienz

Tabelle 2.

Nr. des Tieres	Giftmenge in cm³/kg		Lebensdauer in Tagen	Gewicht in kg		Leber	Milz
	Durchschnittliche Einzeldosis	Absolute Gesamtdosis		Anfang	Ende		
BVI	0,5	3,5	22	2,25	1,81	Starke trübe Schwellung, interstitielles Ödem. Dissoziation, Blutungen	Schwellung der Sinusendothelien
BVII	0,5	1,5	8	1,35	0,95	Akute Blutstauung, trübe Schwellung, Ödem	Kontrahierte Kapsel, blutleere Pulpa (Entspeicherung)

b) Vergiftung mit Äthylenglykol (Tabelle 2).

An 7 Tieren wurden mit einer durchschnittlichen Einzeldosis von 0,5 cm³/kg und einer durchschnittlichen Gesamtdosis von 2,28 cm³ Äthylenglykol je Kilogramm bei einer mittleren Lebensdauer von 16 Tagen schwere Organveränderungen gesetzt. Die durchschnittliche Gewichtsabnahme betrug etwa 7 % des Anfangsgewichtes. Der Blutkalkspiegel zeigte 4—8 Tage nach Beginn der Versuche einen deutlichen Anstieg auf etwa 14 mg-%, späterhin aber unregelmäßige Schwankungen. Es haben sich keine festen Beziehungen zwischen Blutkalkgehalt und Gerinnungszeit nachweisen lassen. Gegen Ende des jeweiligen Versuchs Apathie und Somnolenz, später klonische Krämpfe besonders an den Hinterbeinen, Albuminurie, Oxalurie und KUSSMAULsche Atmung. Bei 3 Tieren trat gegen Mitte und Ende des Versuches eine Temperatursteigerung auf etwa 39° ein. Die Obduktion ergab in allen Fällen schwere akute Nierendegeneration, Entartung von Herzmuskel und Leber und in 3 Fällen Nekrosen im Pankreas. Auf die Einzelheiten kann ich hier nicht eingehen (vgl. aber Tabelle 9, S. 26).

c) Vergiftung mit Propylenglykol (Tabelle 3).

Drei Tiere wurden mit einer mittleren Einzeldosis von 3,0 cm³ und einer durchschnittlichen Gesamtmenge von 25,0 cm³ von 1,2-Propylenglykol ($CH_3 \cdot CHOH \cdot CH_2OH$) rund 28 Tage lang behandelt. Die Tiere zeigten einen relativ langsamen Gewichtsverlust von rund 30 % des Ausgangswertes. Vorübergehend wurde ein auffällig starkes Absinken der Blutkalkwerte beobachtet. Die Körpertemperatur blieb etwa normal. Im Blutbild Linksverschiebung. Terminal schleimig wäßrige Durchfälle und geringe

(Fortsetzung.)

Nieren	Herzmuskel	Lungen	Gehirn	Besonderes	Todesursache
Einzelne Rindenepithelnekrosen, sonst hyalintropfige Degeneration, reichlich Oxalate an der Markrindengrenze, leukolymphocytäre Infiltration in der Umgebung	Hyalintropfige und hydropische Entartung	Ödem und akute Randblähung	Ödem	Herdförmige Verkalkung der NNR; ZENKERsche Entartung der Skeletmuskulatur	Hepatorenale Insuffizienz, Kollaps
Hydropische Epithelentartung der Rinde, hyaline Cylinder, einige Oxalate	Geringe, trübe Schwellung	Akutes, vesiculäres Emphysem	Ödem, akute Zellerkrankung	Herdförmige Pankreasnekrosen; NN o. B. Fehlen der Blutgerinnung	Fragliche Atemlähmung

Albuminurie. Die Gifte erwiesen sich als ziemlich harmlos. Der Tod dürfte als Folge indirekter Giftwirkung, nämlich an Erschöpfung, eingetreten sein.

Infolge der durch die relative Harmlosigkeit des Giftes bedingten langen Versuchsdauer und der dadurch notwendig gewordenen zahlreichen Herzpunktionen fand sich eine Schädigung des Herzmuskels, die wahrscheinlich nur teilweise auf die Wirkung des Propylenglykols bezogen werden kann.

d) Vergiftung mit Methylglykol (Tabelle 4).

Es wurden 5 Katzen mit durchschnittlich je 0,48 cm^3 als Einzel- und je 0,94 cm^3 als Gesamtdosis Methylglykol (= Glykolmonomethyläther, $CH_2O \cdot CH_2O \cdot CH_3$) rund 7 Tage lang vergiftet. Klinisch zeigten die Tiere einen schnellen Gewichtssturz von etwa 20 %, Untertemperatur, motorische Unruhe, später Somnolenz und eine typische Hockstellung. Die Bewegungen waren stark ataktisch und eigenartig schaukelnd. Im Harn mäßig starke Albuminurie, Epithelien und hyaline Cylinder, aber keine Konkremente. — Als Todesursache wurde in den meisten Fällen Atemlähmung beobachtet. — Damit überein stimmt der pathologisch-anatomische Befund am Gehirn. Die Veränderungen an Leber und Herzmuskel erinnern vielfach an die Bilder der serösen Entzündung. Die Nieren im Falle D_{III} bieten ein ganz eigenartiges Bild. Im Bereich der Glomeruli finden sich hier gewundene, homogene, mit Hämatoxylin blauschwarz gefärbte Scheiben und Bänder. Sie geben keine Kalkreaktion und bestehen wahrscheinlich aus Eiweiß (s. S. 37). Sie liegen vereinzelt im Bereich von Harnkanälchen und unterscheiden sich dann nicht mehr von andersartigen Eiweißkonkrementen, etwa der Paraproteinosen. Schon jetzt sei bemerkt, daß jene Glomeruli,

Ta-

Nr. des Tieres	Giftmenge in cm³/kg		Lebensdauer in Tagen	Gewicht in kg		Leber	Milz
	Durchschnittliche Einzeldosis	Absolute Gesamtdosis		Anfang	Ende		
C I	3,0	36,0	42	2,33	1,74	Albumintropfige Epithelentartung, geringe unregelmäßige Läppchenverfettung, Ödem	Hyperämie, Schwellung der Reticulumzellen, Hämosiderose
C II	3,0	18,0	20	1,65	1,05	Akute venöse Hyperämie, trübe Schwellung der Epithelien, Ödem der DISSEschen Räume, mäßig starke Dissoziation	Hyperämie, Schwellung der Sinusendothelien
C III	3,0	21,0	24	1,19	0,8	Akute venöse Hyperämie, trübe Schwellung der Epithelien, staubförmige Verfettung der v. KUPFFERschen Sternzellen, Ödem	Hyperämie, Hämosiderose

in denen die genannten Schollen und Scheiben sichtbar wurden, Kapselergüsse und Lockerung der Kapselepithelien erkennen ließen.

e) Vergiftung mit Äthylglykol (Tabelle 5).

Es wurden 5 Katzen mit einer durchschnittlichen Einzel- und Gesamtdosis von 0,63 und 2,55 cm³/kg Äthylglykol (= Glykolmonoäthyläther = $CH_2OH \cdot CH_2 \cdot O \cdot C_2H_5$) etwa 14 Tage lang behandelt. Die Tiere verloren unter der Vergiftung rund 22% ihres Anfangsgewichtes, wurden apathisch, zeigten leichte Krämpfe an den hinteren Extremitäten, sodann ausgesprochene Kloni, im Harn Eiweiß und Epithelien, aber keine Oxalate. Als Todesursache haben vorwiegend zentral bedingte Atem- und Kreislauflähmung

belle 3.

Nieren	Herzmuskel	Lungen	Gehirn	Besonderes	Todesursache
Mittelstarke, trübe Schwellung, feintropfige systematisierte Verfettung der Schleifen	Trübe Schwellung, subakute nicht spezifische Myokarditis im Bereich der Punktionsstellen	—	—	Katarrhalische Gastroenteritis	Herzinsuffizienz
Starke hydropische Entartung der Epithele fast aller Kanälchen, hyaline und Epithelcylinder, keine Konkremente	Starke Schwellung und Verquellung der Muskelfasern	—	—	Akute katarrhalische Enteritis, Exsiccose der Unterhaut, geringes Hämatoperikard	Herzinsuffizienz
Allgemeine mittelstarke, trübe Epithelschwellung, stellenweise hydropische Entartung, keine Konkremente	Trübe Schwellung der Muskelfasern	—	Ödem und akute Zellerkrankung in einzelnen Hirnstammbezirken	Akute katarrhalische Gastroenteritis, Exsiccose der Unterhaut, Decubitus an allen Pfoten, Hämatopericardium	Herzinsuffizienz

zu gelten. — Der pathologisch-anatomische Befund ist dementsprechend gekennzeichnet durch besonders schwere toxische Hirnschäden, daneben durch Leber- und Nierendegenerationen und -nekrosen.

f) Vergiftung mit Diäthylenglykol (Tabelle 6).

Drei Tiere wurden mit einer durchschnittlichen Einzel- und einer mittleren Gesamtmenge von 1,0 und 6,3 cm^3/kg Diäthylenglykol ($CH_2OH \cdot CH_2O \cdot CH_2 \cdot CH_2OH$) etwa 21 Tage lang behandelt. Dabei verloren die Tiere rund 22% ihres anfänglichen Körpergewichtes, zeigten im Urin reichlich Eiweiß, Cylinder und Epithelien. Gegen Ende der Versuche traten tonisch-klonische Krämpfe an den hinteren Extremitäten auf. Der Tod

Ta-

Nr. des Tieres	Giftmenge in cm³/kg		Lebensdauer in Tagen	Gewicht in kg		Leber	Milz
	Durchschnittliche Einzeldosis	Absolute Gesamtdosis		Anfang	Ende		
DI	0,4	1,2	10	2,0	1,45	Akute Blutstauung, Ödem der DISSEschen Räume, trübe Epithelschwellung. Dissoziation der Epithelreihen	Akute Blutstauung, Schwellung der Sinusendothelien
DII	0,5	1,0	8	2,9	2,35	Akute Blutstauung, Ödem, Läppchendissoziation, Blutungen, Ablagerung von Hämosiderin- und Gallepigment, unregelmäßige Läppchennekrosen	Schwellung der Sinusendothelien
DIII	0,5	1,0	7	1,7	1,4	Trübe Schwellung und vacuoläre Entartung, Ödem mit Mobilisierung der Reticulumzellen, unregelmäßig verteilte Leberläppchennekrosen, interstitielle Blutungen	Pulpaödem, Schwellung der Sinusendothelien
DIV	0,5	1,0	6	2,6	2,05	Trübe Schwellung, Ödem und Dissoziation	Pulpaödem
DV	0,5	0,5	3	2,5	2,3	Trübe Schwellung, scharfrandige, fett- und glykogenfreie Vacuolen der Epithelien, Ödem	Plasmatische Follikelergüsse, Pulpaödem, Follikelnekrosen

belle 4.

Nieren	Herzmuskel	Lungen	Gehirn	Besonderes	Todesursache
Hyalintropfige Epithelentartung, vereinzelt Nekrosen, hyaline Cylinder, Schwellung der Glomeruli	Schwellung und Trübung der Muskelfasern, Hyperämie und Ödem des Interstitiums	Akute katarrhalische Bronchitis starke (spastische) Verengerung der Bronchioli, interstitielles Emphysem	Hyperämie, Ödem, akute Zellerkrankung	Subendokardiale Blutungen	Atemlähmung
Nahezu totale Nekrose aller Rindenepithele, Papillenödem, hyaline Cylinder	Starke, trübe Schwellung, scholliger Zerfall	Geringgradiger akuter Bronchialkatarrh, akutes, vesiculäres Emphysem, einzelne streifige interstitielle Blutungen	Ödem, akute und schwere Zellerkrankung	Schleimhauterosionen des Magens, Hämatoperikard, Hydrops anasarka	Herzinsuffizienz
Ausgedehnte Rindenepithelnekrosen. Vorwiegend in den Glomeruli eigenartige gut begrenzte hyaline Scheibenbildung, sonst seröse Kapselergüsse, hyaline Kanälchencylinder	Stärkere, trübe Schwellung, Ödem	Akutes interstitielles Emphysem	Akute Zellerkrankung	Hydrops anasarka, Magenschleimhautblutungen	Atemlähmung
Hyalintropfige und vacuoläre Entartung, Epitheldesquamation, hyaline Cylinder	Trübe Schwellung, Ödem	Fleckförmige Hyperämie	Ödem, primäre Zellreizung	Subendokardiale Blutungen (fern von Punktionsstellen)	Atemlähmung
Trübe Schwellung, akute Blutstauung	Leichte trübe Schwellung	Akute Blähung	Akute Blutstauung, Zellreizung	Auffällige Darmsteifung	Tod durch Unfall (Selbsterdrosselung)

Ta-

Nr. des Tieres	Giftmenge in cm³/kg		Lebensdauer in Tagen	Gewicht in kg		Leber	Milz
	Durchschnittliche Einzeldosis	Absolute Gesamtdosis		Anfang	Ende		
EI	0,75	0,75	4	2,0	2,5	Hyalintropfige Epithelentartung, Ödem und leichte Dissoziation	Schwellung der Sinusendothelien und Reticulumzellen
EII	0,6	3,0	17	1,8	1,55	Hyalintropfige Epithelentartung, staubförmige Verfettung der v. Kupfferzellen, Ödem und beginnende Dissoziation	Pulpaödem
EIII	0,57	4,0	23	1,8	1,5	Herdförmige, unregelmäßig verteilte Läppchennekrosen, trübe Schwellung, Hyperämie und Ödem, Dissoziation	Schwellung der Sinusendothele und Pulpaödem
EIV	0,62	2,5	14	2,65	2,05	Trübe Schwellung, Ödem, Dissoziation der Epithelreihen	Starkes Pulpaödem
EV	0,62	2,5	13	1,8	1,15	Trübe Epithelschwellung, hyalintropfige Degeneration, Hyperämie, Ödem, Dissoziation	Pulpaödem, Schwellung der Sinusendothelien

belle 5.

Nieren	Herzmuskel	Lungen	Gehirn	Besonderes	Todesursache
Hydropisch-vacuoläre und hyalintropfige Epithelentartung, Schwellung der Glomerulusendothelien	Fragmentation, Ödem	Fleckförmige Hyperämie, Ödem, akute kartarrhalische Bronchitis	Ödem	—	Kreislaufkollaps
Starke, trübe Schwellung, Zellhydrops der äußeren Rinde, Papillenödem	Trübe Schwellung, scholliger Zerfall	Akutes vesiculäres und interstitielles Emphysem	Ödem, akute Zellerkrankung	Akute katarrhalische Gastritis, geringes Hämatoperikard, keine Tamponade	Atemlähmung
Trübe Schwellung, hyalintropfige Degeneration, Zellhydrops und vereinzelt Nekrosen der äußeren Rindenschicht	Trübe Schwellung, scholliger Zerfall	Akutes vesikuläres Emphysem	Hyperämie, Ödem, akute und schwere Zellerkrankung, Zelluntergang im Hirnstamm, kleinste Gliagranulome	Nicht mehr frische, mäßig starke Herzbeutelblutung, Agranulocytose	Zentrale Atem- und Kreislauflähmung
Rindenepithelnekrosen, Epithelcylinder; hydropisch-vacuoläre Degeneration	Trübe Schwellung und Verquellung der Muskelfasern	Disseminierte Bronchopneumonie	Hyperämie, Ödem, akute Zellerkrankung	Akute, katarrhalische, hämorrhagische Gastritis, Hydrops anasarka	Atemlähmung, Bronchopneumonie
Rindenepithelnekrosen, hyaline und granulierte Cylinder, Schwellung der BOWMANschen Kapsel, seröse Kapselergüsse	Schwellung und Quellung der Muskelfasern	Fleckförmiges Ödem, akutes, vesiculäres und interstitielles Emphysem	Schwere Zellerkrankung der Ganglienzellen im Hirnstamm	Geringes Hämatoperikard, akute katarrhalische Gastritis	Zentrale Atem- und Kreislauflähmung

Ta-

Nr. des Tieres	Giftmenge in cm³/kg		Lebensdauer in Tagen	Gewicht in kg		Leber	Milz
	Durchschnittliche Einzeldosis	Absolute Gesamtdosis		Anfang	Ende		
F_I	1,0	9,0	29	2,61	1,95	Trübe Schwellung und geringgradiges Ödem	Schwellung der Sinusendothelien, Pulpaödem
F_{II}	1,0	3,0	10	1,72	1,35	Akute Blutstauung und Ödem	Akute Blutstauung, Schwellung der Follikel
F_{III}	1,0	7,0	20	1,88	1,5	Akute Blutstauung, stärkeres Ödem, trübe Schwellung der Epithele	Akute Blutstauung

ist an Atemlähmung eingetreten. Dementsprechend zeigte die pathologisch-anatomische Untersuchung außer allem anderen eine schwere toxische Schädigung des Gehirngewebes.

g) Vergiftung mit Dioxan (Tabelle 7).

Drei Katzen im Gewicht von 3—1,6 kg erhielten als mittlere Einzel- und Gesamtdosis je 0,94 und 8,35 cm³ Dioxan $\left(O{<}^{CH_2 \cdot CH_2}_{CH_2 \cdot CH_2}{>}O\right)$. Die durchschnittliche Lebensdauer betrug 30 Tage, der mittlere Gewichtsverlust nur 2,4%. Die Tiere gerieten manchmal in einen Rauschzustand, zeigten Muskelzittern und später eine auffällige Schwäche. Im Blutbild Granulocytensturz, im Harn wenig Eiweiß und Epithelien. Tötung durch Dekapitierung. — Der pathologisch-anatomische Befund ist im wesentlichen beherrscht von den Ganglienzellentartungen im Gehirn. Dagegen treten Leber- und Nierenepitheldegenerationen etwas in den Hintergrund.

h) Vergiftung mit Adipinsäureglykolpolyester (Tabelle 8).

In dieser Untersuchungsreihe mußte das Gift percutan zur Einwirkung gebracht werden. Der Adipinsäureglykolpolyester hat nämlich die Konsistenz von Schweineschmalz und ist nicht wasserlöslich. Es wurden daher

belle 6.

Nieren	Herzmuskel	Lungen	Gehirn	Besonderes	Todesursache
Hyalintropfige Entartung, systematisierte Rindenepithelverfettung	Trübe Schwellung, Quellung der Muskelfasern	Akutes vesiculäres und interstitielles Emphysem	Hirnödem, akute und schwere Ganglienzellentartung	Geringes Hämatoperikardium	Atemlähmung
Hydropische Epithelentartung	Deutliche, trübe Schwellung, zuweilen scholliger Zerfall, interstitielles Ödem	Akute Blutstauung, fleckförmiges Ödem, vicariierendes Emphysem	Ödem, schwere Zellentartung im Hirnstamm	Im Bereich der Herzpunktionsstelle geringgradige Myocarditis; im Skeletmuskel ZENKERsche Entartung	Atemlähmung
Hydropische und hyalintropfige Entartung, seröse Kapselergüsse, hyaline Cylinder	Trübe Schwellung, scholliger Zerfall, Ödem	Akutes Emphysem	Ödem, akute Zellerkrankung im Hirnstamm	Einzelne Kalkherde der NN	Atemlähmung

jeweils 20 g des Stoffes auf ein 10 : 10 cm großes geschorenes und leicht scarifiziertes Feld der Rückenhaut messerrückenstark aufgetragen. Dabei hat sich herausgestellt, daß die Tiere im allgemeinen bestrebt waren, sich den Stoff vom Rücken herunter zu lecken. Das erste Tier (H_{I}) dürfte aber nur geringe Mengen peroral aufgenommen haben; es verhielt sich nämlich auch weiterhin so wie die anderen Tiere, bei denen eine perorale Vergiftung künstlich unmöglich gemacht worden war. Offenbar hat der bittere Geschmack des Adipinsäureglykolpolyesters die Katze H von weiterem Belecken abgehalten. Dagegen lagen die Verhältnisse anders bei H_{II}: Diese Katze starb bereits am 6. Versuchstag unter den einer Äthylenglykolvergiftung entsprechenden Erscheinungen. RAUSCHKE hat daher für die Tiere H_{III}, H_{IV} und H_{V} einen Kragen konstruiert, der — aus steifem Karton gebaut — bei weiteren Versuchen als sehr brauchbar befunden wurde. Er machte eine Giftaufnahme per os sicher unmöglich.

Alle Tiere (ausgenommen H_{II}) zeigten eine Gewichtszunahme, offenbar wegen allgemeiner Ödembildung. Sie zeigten Albuminurie und Oxalurie. Die Werte des Blutcalciumspiegels zeigten eine allgemeine Tendenz zum Absinken, nicht unähnlich den Verhältnissen beim Äthylenglykol. — Pathologisch-anatomisch entspricht der Befund nach Einwirkung des Esters einer milden Form der Vergiftung durch Äthylenglykol.

Ta-

Nr. des Tieres	Giftmenge in cm³/kg Durch-schnitt-liche Einzel-dosis	Ab-soluter Ge-samt-block	Lebensdauer in Tagen	Gewicht in kg Anfang	Ende	Leber	Milz
GI	1,26	12,35	30	2,85	2,6	Starke trübe Schwellung, hydropische Entartung, Ödem	Ödem der Randsinus
GII	0,92	8,35	30	3,35	3,25	Starke trübe Schwellung, Ödem	Fleckförmiges Pulpaödem
GIII	0,92	8,35	30	1,6	1,75	Starke aber feinkörnige trübe Schwellung der Epithelien, hydropische Entartung, einzelne interstitielle rundzellige Infiltrate	Pulpaödem, Schwellung der Sinusendothelien

4. Besprechung der Ergebnisse.

Die Auswertung der Ergebnisse verlangt vor allem einen Vergleich hinsichtlich der Stärke und der Art der Giftwirkung der untersuchten Stoffe. Ein solcher Vergleich stößt begreiflicherweise auf verschiedene Schwierigkeiten. Bevor ich auf diese eingehe, möchte ich darauf hinweisen, daß unsere Befunde der einzelnen Vergiftungsreihen durchaus miteinander vergleichbar sind. Sie sind ja unter völlig gleichen äußeren Bedingungen erhoben worden. Was die Schwierigkeiten anbelangt, so gilt hinsichtlich der Stärke der Giftwirkung der Satz, daß man das Ausmaß der durch die Giftwirkung verursachten Störung der Lebensabläufe oft nur bedingt mit gestaltlichen Mitteln erkennen kann. Trotzdem verlangt die Verständigung über die gefundenen Tatsachen, daß man sich zu einem gewissen Schematismus entschließt. Man wird also weder umhin können, eine gewisse Parallele zwischen der Stärke des Giftes und der Stärke der Organveränderungen anzuerkennen, noch eine Art von Gradeinteilung im Ausmaß der Organschäden

belle 7.

Nieren	Herzmuskel	Lungen	Gehirn	Besonderes	Todesursache
Zellhydrops, ausgiebige Rindenepithelverfettung, Ödem	Trübe Schwellung und interstitielles Ödem	Akutes Emphysem	Hyperämie, Ödem, akute Zellerkrankung im Hirnstamm	Granulopenie	Dekapitation
Starke hydropisch-vacuoläre Entartung, Hyperämie und Ödem	Schwellung und Verquellung der Muskelfasern	Akutes Emphysem	Ödem, akute Zellerkrankung	Geringes Hämatoperikardium, Granulopenie	Dekapitation
Starke hydropisch-vacuoläre Entartung, Verfettung der Rindenkanälchen, Schwellung der Glomeruli, Papillenödem	Trübe Schwellung	—	Ödem, akute Zellerkrankung, primäre Zellreizung	Granulopenie	Dekapitation

durchzuführen. Auf das Wesen der Giftwirkung wird weiter unten, und zwar von Fall zu Fall, einzugehen sein.

Eine Graduierung der einzelnen Intensitätsgrade akuter Parenchymschäden ist an der Niere von FAHR schon vor langem vorgenommen und auch vielfach anerkannt worden. Um der Einfachheit halber eine tabellarische Gegenüberstellung der einzelnen Organschäden bei den untersuchten Vergiftungsgruppen durchführen zu können, ist ein ähnliches Vorgehen bei der toxischen Schädigung anderer Organe praktisch wichtig. Hierzu bedarf es zunächst einer Erläuterung. Ich erfasse in Tabelle 9 nur die Befunde der großen Eingeweide. Für die Zwecke vorliegender Abhandlung belege ich die Intensität der einzelnen Parenchymschäden, entsprechend dem Vorgehen von FAHR bei den akuten Nephrosen mit den 3 Intensitätsgraden I, II, III und definiere:

Der Leberparenchymschaden von Stärke I besteht in trüber Schwellung der Leberepithelien, von Stärke II in hydropisch-vacuolärer, hyalintropfiger Entartung, toxischem Ödem und Entleimung, von Stärke III in Ausbildung von Leberepithelnekrosen.

Ta-

Nr. des Tieres	Gift-menge in g	Lebens-dauer in Tagen	Gewicht in kg		Leber	Milz
			Anfang	Ende		
HI	20,0	25	2,26	2,05	Akute Hyperämie, Ödem, trübe Schwellung	Entspeicherte Milz. Schwellung einzelner Pulpazellen
HII	20,0	6	1,85	1,69	Ödem, trübe Schwellung, staubförmige Fettablagerung	Schwellung der Sinus-endothelien
HIII	20,0	29	2,4	2,65	Hydropisch-vacuoläre Epithelentartung, leichte Dissoziation	Pulpaödem
HIV	20,0	29	1,95	2,20	Trübe Schwellung, Ödem	Pulpaödem
HV	20,0	5	2,4	2,3	Stärkere, trübe Schwellung, Epithelhydrops, Ödem der Disseräume, Dissoziation	Entspeicherte Pulpa

Die Schädigung des Milzgewebes von Stärke I entspricht einem toxischen Ödem von Sinus und Pulpa mit Schwellung der Endothelien, von Stärke II dem Sinuskatarrh, von Stärke III den Follikelnekrosen.

Die akute Nephrose vom I. Intensitätsgrad (nach FAHR) zeigt trübe Schwellung der Epithelien, vom II. hyalintropfige und hydropisch-vacuoläre Degeneration und vom III. Intensitätsgrad Nekrosen.

Die Schädigung des Herzmuskels von Stärke I besteht in einfacher trüber Schwellung des Sarkoplasma, von Stärke II in hyalintropfiger und

belle 8.

Nieren	Herzmuskel	Lungen	Gehirn	Besonderes	Todesursache
Ganz vereinzelt Epithelnekrosen, sonst hydropische und vacuoläre Degeneration, spärliche Oxalatablagerungen	Ödem des Interstitiums, Quellung der Muskelfasern	Fleckförmiges Ödem	Geringes Ödem, primäre Zellreizung	Perorale Giftaufnahme nicht ausgeschlossen; Aufnahme großer Mengen nicht wahrscheinlich	Renale Insuffizienz. Kreislaufkollaps
Rindenepithelnekrosen, hyalintropfige und vacuoläre Degeneration, Eiweißergüsse in den Harnkanälchen, reichlich Oxalate	Großzellige, herdförmige disseminierte Myokarditis	Akutes Emphysem	Ödem, Akute Zellerkrankung	Vorwiegend perorale Giftaufnahme	Renale Insuffizienz. Kreislaufkollaps
Hydropisch-vacuoläre Degeneration der Rindenepithelien, intrakanalikulär einige Oxalate	Schwellung und Quellung der Muskelfasern, Ödem des Interstitiums	—	Primäre Zellreizung	Stärkerer Hydrops anasarka	Dekapitation
Rindenepithelnekrosen, Epithelabschilferung, Oxalatablagerung, Hyperämie der Glomeruli	Trübe Schwellung	—	Ödem, primäre Zellreizung	Hydrops anasarka	Dekapitation
Hydropisch-vacuoläre Degeneration, vereinzelt Oxalate in den Harnkanälchen	Trübe Schwellung	Disseminierte bronchopneumonische Herde	Ödem	—	Kreislaufkollaps bei Herzpunktion, keine Blutung

wachsartiger Degeneration, gegebenenfalls mit interstitiellem Ödem, und von Stärke III in scholligem Zerfall der Muskelfasern. — Für den Skeletmuskel gelten die entsprechenden Verhältnisse.

Im Gehirn bezeichne ich als Schaden von Stärke I primäre Zellreizung mit Hyperämie und Ödem, von Stärke II akute Zellerkrankung und schwere Zellerkrankung im Sinne von Nissl. Die Alteration des Gehirngewebes in Stärke III zeigt an vielen Stellen Zelluntergang, Gliagranulome und zarte Rundzelleninfiltrate an den Gefäßscheiden. Es handelt sich also um eine Art von Encephalitis (Pseudoencephalitis).

Ich bin mir durchaus bewußt, daß eine derartige Einteilung etwas Willkürliches an sich hat. Es ist auch so, daß die Gliederung der akuten Nephrosen im Sinne von FAHR einfacher durchzuführen ist. Die histologischen Nierenveränderungen sind besser zu übersehen als z.B. diejenigen des Gehirnes. Die FAHRsche Einteilung ist daher im Einzelfall besser zu begründen. Man wird andererseits die Tatsache nicht leugnen dürfen, daß verschiedene Gifte auch verschiedene Affinitäten besitzen und trotz mancherlei Ähnlichkeiten auch Unterschiede im morphologischen Zustandsbild, nach geeignet durchgeführter experimenteller Prüfung, erzeugen können. Wie man nun die Intensitätsgrade toxischer Parenchymschäden an Herzmuskel, Leber, Milz und Gehirn definieren soll, ist Ansichtssache. Ich bitte daher, mein Vorgehen zunächst als Versuch zu bewerten. Ich bin aber von der grundsätzlichen Berechtigung meiner Einteilung und auch davon überzeugt, daß sie bei der praktischen, vergleichenden Beurteilung einzelner Vergiftungsbilder Gutes leisten kann.

Tabelle 9.

Giftart	Leber	Milz	Nieren	Herzmuskel	Gehirn	Bewertung
Kaliumoxalat	++	+	+++	++	++	10
Äthylenglykol	+++	+++	+++	+++	++	14
Propylenglykol	+	0	++	+	+	5
Methylglykol	+++	+++	+++	+++	++	14
Äthylglykol	+++	++	+++	+++	+++	14
Diäthylenglykol . . .	+	+	++	+++	++	9
Dioxan.	++	+	++	+	++	8
Adipinsäureglykolpolyester[7]	++	+	+++	+	+	8

Die Entscheidung, ob in einer Vergiftungsgruppe ein Organschaden mit einem oder 3 Kreuzen belegt werden sollte, richtete sich stets nach dem Gesamteindruck einer Versuchsreihe. Waren, wie z.B. beim Methylglykol, nur einzelne Lebergewebsnekrosen vorhanden, die sonstige Leberschädigung bei allen anderen Tieren der gleichen Untersuchungsreihe aber schwerwiegend (also hyalintropfige Entartung, hydropisch-vacuoläre Degeneration, eiweißreiches Ödem, Entleimung, Zellmobilisierung), so habe ich doch +++ eingesetzt, weil mir damit die tatsächlichen Verhältnisse am besten bewertet zu sein schienen. Natürlich ist eine solche Beurteilung nicht frei von Fehlern: Sie krankt einmal am Fehler der kleinen Zahl der Beobachtungen, sodann am subjektiven Urteil

[7] Die Tabelle bewertet nur die percutane Wirkung des Adipinsäureglykolpolyesters.

des Beobachters. Zum ersten kann ich aber sagen, daß unsere Ergebnisse sehr gut mit den von pharmakologischer Seite gewonnenen übereinstimmen (E. Gross), und daß sie auch bei einer sehr angeregten Diskussion zwischen Chemiker, Pharmakologen und Pathologen standgehalten haben[8]. Die Subjektivität des Urteils vermag ich allerdings nicht auszuschalten; hier kann nur kritische Betrachtung weiterhelfen.

Die Tabelle 9 gibt einen guten Überblick über die Stärke der durch die Gifte hervorgerufenen verschiedenartigen Organläsionen. Die pathologische Leistung der Gifte läßt sich so einigermaßen veranschaulichen. Sie würde noch deutlicher werden, wenn man gleichzeitig den Zeitfaktor berücksichtigen könnte. Ich habe das für die akuten Nephrosen an anderer Stelle getan[9]. Ganz entsprechende Kurven könnten für Leber und Gehirn gezeichnet werden. Der Kürze halber sei aber jetzt darauf verzichtet. – Wenn man indessen die Anzahl der Kreuze (in Tabelle 9) mit einer entsprechenden Punktzahl belegt, dann erkennt man leichter als sonst, daß Äthylenglykol, Methylglykol und Äthylglykol die gefährlichsten Gifte sind. Sie repräsentieren tatsächlich, wie früher behauptet[10], die Schädlichkeitsgruppe A, jedoch nicht nur hinsichtlich der Nieren, sondern auch aller anderen Organe. Trotzdem erkennt man, daß einzelne Vertreter der Reihe unterschiedliche Giftangriffspunkte haben. Während Äthylen- und Methylglykol vorwiegend Niere und Leber angreifen, ist Äthylglykol ein Gift mit besonderer Wirkung auf das Gehirn. Der allgemein am wenigsten giftige Stoff ist das 1,2-Propylenglykol. Kaliumoxalat, Diäthylenglykol, Dioxan und Adipinsäureglykolpolyester stehen in der Mitte. Wenn man auf Grund der heutigen Ergebnisse von Schädlichkeitsgruppen mit „gruppenspezifischer" Wirksamkeit, und zwar bezogen auf alle (tabellarisch erfaßten) Organe reden will[11], so ergibt sich folgende Gliederung:

Gruppe A = Methyl- (14), Äthyl- (14) und Äthylenglykol (14)[12].
Gruppe B = Kaliumoxalat (10), Diäthylenglykol (9), Dioxan (8) und Adipinsäureglykolpolyester (8).
Gruppe C = Propylenglykol (5).

---

[8] Doerr, W.: Über experimentelle Glykolvergiftung und Alloxandiabetes. Vortrag im Kaiser-Wilhelm-Institut für Medizinische Forschung, Heidelberg, am 12. Jan. 1948.

[9] Klin. Wschr. **1947**, 749 (dortige Abb. 3). [10] Klin. Wschr. l. c.

[11] Wir hatten das früher nur in bezug auf die Nierenschädlichkeit getan.

[12] Die Zahlen in den Klammern beziehen sich auf die Bewertung in Tabelle 9.

Aus der Fülle der Tatsachen läßt sich zum Wesen der Glykolvergiftung folgendes sagen: Ich beginne mit der Oxalsäurevergiftung, weil sie uns zum Vergleich mit jenen Glykolvergiftungen, bei denen oxalsaure Salze entstehen, besonders geeignet zu sein scheint. Wir hatten neutrales Kaliumoxalat verwendet, weil mit der intermediären Entstehung von Oxalsäure nach Verfütterung gerechnet werden mußte. Ein Vergleich der anatomischen Bilder

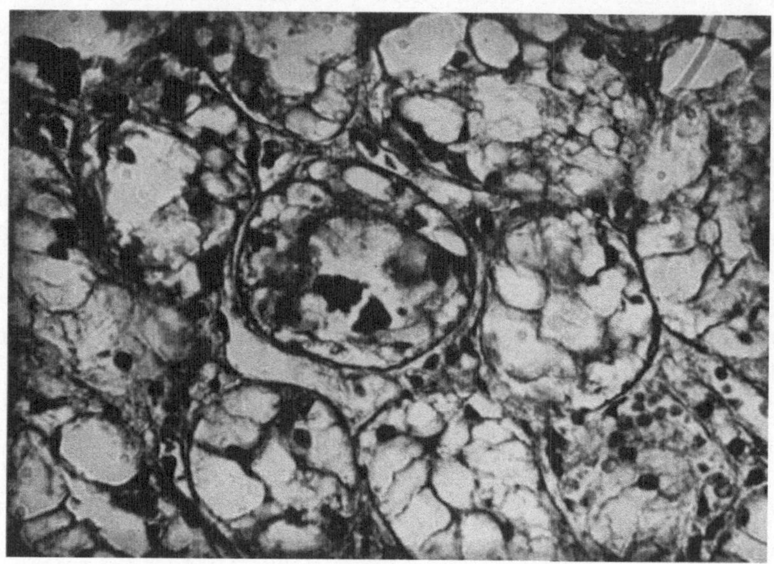

Abb. 1. Niere Katze A_{III} (Kaliumoxalatvergiftung): Starke hydropische Epithelentartung und -nekrosen; die schwarzen Schollen entsprechen der Ablagerung von Calciumoxalat. Färbung HE, Paraffin, Vergrößerung 420mal.

nach Oxalsäure- (genauer: Kaliumoxalat) mit denen nach Äthylenglykolvergiftung entspricht meiner alten Forderung. Er ist geeignet, einen Beitrag zu der Frage zu liefern, inwieweit die Äthylenglykolvergiftung auf die Wirkung der beim Äthylenglykolabbau intermediär entstehenden Oxalsäure bezogen werden darf. Auf die erstaunliche Ähnlichkeit beider anatomischer Vergiftungsbilder hatte ich hingewiesen[13]. Abb. 1 veranschaulicht die Nierenveränderungen nach Kaliumoxalatvergiftung. Die Befunde entsprechen weitgehend denen nach Äthylenglykolvergiftung (vgl. die heutige Abb. 1 mit Abb. 2 in Virchows Archiv, Bd. 313, S. 140). Die Frage, ob ein Teil der Giftwirkung nach Einnahme von Äthylenglykol auf die Oxalsäure bezogen werden darf, ist — jedenfalls in

[13] Virchows Arch. **313**, 146 (1944).

Andeutung — bei JULIUS POHL (1896) erwähnt worden[14]. Diese Frage wird auch später immer wieder einmal angeschnitten (HANSEN, GROSS, TEN BERG). GROSS fand, daß nur etwa 3% des aufgenommenen Äthylenglykols als Oxalsäure durch die Niere ausgeschieden werden. Der übrige Oxalsäureteil soll zu Kohlensäure und Wasser verbrannt werden. Welche Menge von Oxalsäure tatsächlich gebildet wird, ist nicht bekannt. Wir sind uns zwar im Klaren, daß man diese heikle Frage mit morphologischen Mitteln nicht entscheiden kann. Wenn man aber die Präparate der heutigen Abb. 1 mit denen der früheren Abb. 2 vergleicht, so ist man doch von der weitgehenden Übereinstimmung beeindruckt. Das gilt auch hinsichtlich der Konkrementablagerung. Eine so reichliche Ablagerung von Calciumoxalat bei Äthylenglykolvergiftung ist eigentlich nur denkbar, wenn ziemlich große Oxalsäuremengen gebildet worden sind. Wenn also auch die Übereinstimmung der morphologischen Befunde nach Oxalat- und Äthylenglykolvergiftung nicht dazu verführen darf, zu weitgehende Schlußfolgerungen zu ziehen, so ist es doch verständlich, wenn der Pathologe die gestaltlichen Untersuchungsmöglichkeiten auszunutzen trachtet. — Man hätte hinsichtlich der angeschnittenen Frage weiterkommen können, wenn man eine Oxalsäurebilanz bei allen Tieren aufgestellt hätte. Wir haben nicht nur wegen der schwierigen Durchführung einer solchen, sondern auch deshalb darauf verzichtet, weil die Oxalsäure auch sonst im Organismus entstehen kann, unabhängig von der Aufnahme von oxalsauren Salzen und Glykolen.

Die jüngste zusammenfassende Studie über diese Frage stammt von WOLFGANG VISCHER. Er hat anläßlich der Besprechung eines Falles einer wenige Monate nach einer typischen Nasen-Rachen-Diphtherie bei einem 10jährigen Jungen entstandenen Oxalatschrumpfniere Herkunft und Schicksal der Oxalsäure im menschlichen und tierischen Organismus geschildert[15]. Dennoch kann die etwa im Harn nachgewiesene Oxalsäure entweder aus der Nahrung stammen oder im intermediären Stoffwechsel entstehen oder aber durch Mikroben und Parasiten gebildet werden.

VISCHER nimmt für seinen Fall an, daß die Stoffwechselstörung durch die Diphtherie entweder eine abnorme intermediäre Oxalsäurebildung erzeugt, oder daß die postdiphtherische Nierenschädigung eine besondere Oxalatabscheidung ermöglicht habe. Im einen Fall wäre der Nierenschaden die Folge der vermehrten Oxalsäureproduktion und -ausscheidung, im anderen die Ursache der oxalatigen Mikronephrolithiasis. Daß auch sonst

[14] Auch sonst stellt diese Arbeit von POHL eine rechte Fundgrube beachtlicher Überlegungen und Feststellungen dar.

[15] Die Lektüre dieser sehr reichhaltigen, ansprechenden Arbeit sei besonders empfohlen.

einmal eine stärkere spontane Oxalsäurebildung mit Nierenschädigung vorkommt, zeigen die Beobachtungen von LAAS und LEPOUTRE.

Die Problematik der Oxalsäurebilanz geht aus den Untersuchungen von ORCECHOWSKI, GÖMÖRI und HUNDRIESSER, sowie HERKEL und KOCH besonders deutlich hervor. Danach kann die Oxalsäure nicht nur aus Sauerampfer, Rhabarber, Spinat, Kresse, Kakao, Kartoffeln, Kastanien und Leguminosen (bei den drei letzteren durch die Tätigkeit des B. oxalatigenum), sondern aus den Produkten abnormer Darmfäulnis vermittels einer Coliabart (B. oxaligenes) stammen. Daneben sollen Taenien bei Anwesenheit von Glykogen, Lamblien und Amöben (GIUDICEANDREA) und auch Schimmelpilze (Aspergillus niger [HOFMANN, TSCHESNOKOV]) Oxalsäure bilden können. — Es ist bemerkenswert, daß andererseits auch Mikroben existieren, die die Fähigkeit besitzen, Oxalate zu zerstören (Vibrio oxalaticus von BHAT und BARKER). Auf Einzelheiten dieser beachtlichen Fragen kann wegen der anders gearteten Ziele der Schrift nicht eingegangen werden.

Die Aufgabe, die uns angeht, betrifft außer dem Vergleich der pathologischen Anatomie der Oxalsäurevergiftung mit der nach Glykoleinwirkung die Beantwortung der Frage, worin die eigentliche Giftwirkung der Oxalsäure zu suchen sei. Das Grundsätzliche in bezug auf die pathologisch-anatomischen Befunde nach Oxalsäurevergiftung ist nach den Untersuchungen von KOBERT und KÜSSNER, KRÜGER, FAHR, PETRI, HEUBNER und HÜCKEL, KLINGE, TÖBBEN, F. KOCH, SUZUKI, KRAFT und RAUSCHKE klargestellt. Ich möchte aber betonen, daß die Ergebnisse der älteren Mitteilungen, nach denen ein Mißverhältnis zwischen Schwere des klinischen und Geringfügigkeit des pathologisch-anatomischen Befundes bestehen soll, korrigiert werden müssen. Die Oxalsäurevergiftung erzeugt fast immer, vorausgesetzt, daß sie in genügend großen Mengen zur Aufnahme gelangt, Nierendegenerationen.

Hinsichtlich der Giftwirkung der Oxalsäure besteht eine ebenfalls sehr umfangreiche Literatur. Man kann im wesentlichen 3 Vorstellungen herausarbeiten:

1. Die Oxalsäure und ihre löslichen Salze wirken lokal und resorptiv eiweißfällend (PETRI).

2. Die Oxalsäure wirkt nach Resorption giftig wegen des Calciumentzugs (JANUSCHKE, STARKENSTEIN, POHL [1929], F. KOCH).

3. Die Oxalsäure wirkt als Fermentgift.

Nach HAARMANN greift das Oxalat am Kohlenhydratstoffwechsel an. Es hemmt den Abbau von Glykogen und dessen Umwandlung in Milchsäure. P. B. MÜLLER hat z. B. Kaninchenlebern mit glucose- und oxalsäurehaltiger Flüssigkeit durchströmt und dadurch einen beachtlichen Anstieg der Oxalsäure im Blute erzielt. Er glaubte, daraus schließen zu dürfen, daß durch den Einfluß der Oxalsäure der Abbau der Kohlenhydrate auf einer Stufe stehen bleibe, von der aus bei fortgesetzter Durchströmung weitere Oxalsäure gebildet werde. Auch nach BROCK, DRUCKREY und HERKEN erweist sich die Oxalsäure als ein Mittel, um am isolierten Gewebe die Glykogenolyse zu hemmen. Während man früher geneigt war, dem Calciumentzug durch Oxalatbildung eine besondere Bedeutung für die Giftwirkung besonders auf das Herz einzuräumen, hat sich experimentell zeigen lassen, daß das nach Oxalatvergiftung stillstehende Herz durch Spülung mit Bicarbonat, also ohne Calcium, wieder in Gang kommt. Ebenso ist eine Fluoridverbindung am Froschherzen weitgehend ungiftig, obwohl auch sie wie Oxalsäure Calcium ausfällt. Weiter kann beim Kaninchen unter Umständen der tödliche Ausgang einer Oxalatvergiftung nicht aufgehoben werden, obwohl rechtzeitig und an sich ausreichend Calciumchlorid ($CaCl_2$) gespritzt wird. Der Entzug der Calciumionen ist also offenbar nicht so wichtig, wie man seither angenommen hatte. Die frühere Vorstellung, die Oxalsäure fälle das Calcium einfach als unlösliches Salz aus, genügt nicht. Oxalate sollen nämlich die Neigung haben, andere komplexe Bindungen einzugehen. BROCK, DRUCKREY und HERKEN haben den Einfluß von Oxalat auf die Glykogenolyse von Rattenlebergewebsschnitten geprüft und folgendes festgestellt: Die völlige Aufhebung der Glykogenolyse gelingt sicher noch mit Oxalatmengen, die nur etwa 10% des anwesenden Calciums äquivalent sind. Das gelingt auch dann, wenn gleichzeitig Calcium zugegeben wird. Andererseits hat die Herabsetzung des Calciumgehaltes in der Ringerlösung bis auf 30% keine Wirkung auf den manometrisch faßbaren Stoffwechsel des Lebergewebes. Selbst bei völligem Fehlen des Calciums bleibt die Glykogenolyse erhalten. Das Oxalat wirkt daher offenbar direkt auf die Glykogenolyse ein. Es wirkt nicht giftig durch die Fällung des Calciums. Im Gegenteil, die Oxalatbindung an Calcium würde durch die Verkleinerung des Oxalatbestandes „entgiftend" wirken. — Weil nun das Oxalat auch normalerweise in einer Konzentration vorhanden ist, die physiologisch wirksam sein kann, ist eine normale Beeinflussung des Leberstoffwechsels durch Oxalat nicht undenkbar.

Wie unsere Untersuchungen gezeigt haben, ist Kaliumoxalat in der Lage, nicht ganz unbeträchtliche Lebergewebsschäden zu setzen. Es ist also offenbar eine stärkere Parenchymschädigung durch Oxalat möglich. Sie ist sicher nicht nur sekundärer Natur und etwa in Abhängigkeit von anderen gestörten Organfunktionen entstanden (Herzmuskelentartung — Blutstauung; Nephrose-Intoxikation). Wenn also schon wahrscheinlich gemacht ist, daß Oxalat als Fermentgift eine Bedeutung haben kann, dann darf man auch eine Verbindung von Oxalatgiftwirkung und Leberparenchymdegeneration annehmen.

Im übrigen soll nach BROCK, DRUCKREY und HERKEN Calciumoxalat in zweifacher chemischer Konstitution vorkommen:

$$\begin{matrix} COO \\ | \\ COO \end{matrix}\!\!>\!Ca \quad \text{und} \quad \begin{matrix} COO— \\ | \\ COOCa^{+} \end{matrix}$$

Die erste Form sei unwirksam, die zweite aber doppelt aktiv. Sie habe die Wirkung von Oxalat und Calcium!

Der Vollständigkeit halber nenne ich die noch etwas älteren Untersuchungen von SEEKLES, SJOLLEMA und VAN DEN KAAY. Danach wird Calcium von Oxalat nicht nach stöchiometrischen Gesetzen gefällt. Auch bei großem Oxalatüberschuß ist die Calciumfällung keine quantitative. Die Autoren haben sogar 24 Std. und länger Calcium und Oxalat nebeneinander in

Blutserum und Serumfiltrat nach Blutentnahme nachgewiesen. Diese Feststellungen passen gut zu den Angaben von BROCK, DRUCKREY und HERKEN. Für uns bedeuten sie, daß die Giftwirkung von neutralem Kaliumoxalat keineswegs allein oder vorwiegend auf den Calciumentzug aus Blut und Geweben zurückgeführt werden darf. Damit stimmen auch die Beobachtungen von KRAFT und RAUSCHKE überein, nach denen nicht immer eine Abhängigkeit zwischen Giftzufuhr und Höhe des Blutkalkspiegels festzustellen war.

Die Äthylenglykolvergiftung ist von allen Glykolvergiftungen am besten untersucht worden. Nach den Ergebnissen von POHL (1896), BACHEM (1917), PAGE (1927), HANSEN (1930), v. OETTINGEN und JIROUCH (1931), FLURY und WIRTH (1936), WILEY, HUEPER und v. OETTINGEN (1936), FLURY (1938), GROSS (1938), WALTHER (1942), BOEMKE (1943), v. KNORRE (1943), THÜRAUF (1943), DOERR (1944), HANGARTER (1944), PONS und CUSTER (1946), DOERR, KRAFT und RAUSCHKE (1947), SAXHOLM (1947), TEN BERG (1947), SABALITSCHKA (1948), DOTZAUER (1948) sind Klinik und pathologische Anatomie der Äthylenglykolvergiftung in groben Zügen bekannt[16]. Bei akuten Vergiftungen stehen zentralnervöse, bei chronischen mehr die Zeichen einer renalen Insuffizienz im Vordergrund. — Die Einzelheiten unserer pathologisch-anatomischen Befunde sind aus Tabelle 2 zu ersehen.

Die Konkremente in den Nieren liegen sowohl im Inneren der Harnkanälchenepithelien als auch außerhalb, vorwiegend aber in der Lichtung der Kanälchen selbst. Wir haben sie aber niemals in den Glomeruli gesehen. Die Markrindengrenze der Tubuli scheint bevorzugt zu sein. Die Calciumoxalatkrystalle zeigen Hantel-, Büschel-, Garben-, Kugel-, Biskuit-, Tonnen- und Dumbbell-Form. Sie sind stark doppelt lichtbrechend, scharf begrenzt und geben die Reaktion von BIRCH-HIRSCHFELD. Sie werden also deutlicher bei Zusatz von Kalilauge und verschwinden bei Zusatz von Salzsäure. Manchmal sind die Konkremente außerordentlich klein. Man kann sie aber auch dann verhältnismäßig einfach unter dem Polarisationsmikroskop finden und nachher histochemisch identifizieren. Ich habe die Oxalate praktisch nur in der Niere, ganz vereinzelt auch in Leber und Pankreas gefunden. Im Nierenzwischengewebe finden sich sehr kleine Oxalate gelegentlich im Papillenbereich. HAGEMANN und CHIFELLE[17] fanden die Konkremente bei einem ihrer Fälle in den Capillaren der inneren Linsenkapsel.

[16] Das gilt nur für das Äthylenglykol; besonders die pathologische Anatomie der Vergiftungen mit anderen Glykolen ist wenig erforscht.

[17] Dort weitere moderne amerikanische Literatur.

Die Oxalsäure stellt also eines der Endprodukte des Abbaues des Äthylenglykols dar. Was aus den Teilen des Giftes wird, die nicht zur Oxalsäure oxydiert werden, ist nicht bekannt.

Es ist bemerkenswert, daß bereits POHL (1896) diese Verhältnisse untersucht und in sehr eindrucksvoller Weise gedeutet hat. Er nimmt nämlich an, daß die Ursache für die Oxalsäurebildung in der Symmetrie des Äthylenglykolmoleküls begründet liege. In den Fällen, in denen die Oxydation auf der einen Seite des Moleküls einsetzt, entsteht Glyoxyl- oder Glykolsäure. Beide sind vollständig brennbar. In den andern Fällen, in denen beide Molekülgruppen gleichmäßig oxydiert werden, entsteht die nicht brennbare Oxalsäure. Wenn auch Glykol- und Glyoxylsäure im Reagenzglas Oxalsäure bilden, so ist das im Tierkörper doch anders. Sie können offenbar unter Spaltung ihrer Kohlenstoffatomkette in Kohlensäure übergehen.

FLURY sieht die eigentliche Giftigkeit des Äthylenglykols weniger in der Oxalsäurewirkung als in der Wirkung intermediär entstandener Aldehyde! — Ich stelle mir vor, daß das Äthylenglykol im allgemeinen folgendermaßen abgebaut wird:

$$\text{Äthylenglykol} \rightarrow \text{Glykolaldehyd} \begin{cases} \nearrow \text{Glykolsäure} \rightarrow \text{Glyoxylsäure} \rightarrow \text{Oxalsäure} \\ \searrow \text{Glyoxal} \rightarrow \text{Oxalsäure} \end{cases}$$

Ich möchte schon jetzt betonen, daß meine mit WAGNER und KULDVERE durchgeführten Untersuchungen über die Giftwirkung des Glyoxals eine sehr gute Bestätigung der Ansicht von FLURY über die Bedeutung der Aldehydwirkung darstellen. Dennoch wird nach Sachlage bei der Äthylenglykolvergiftung ein Oxalsäureeffekt nicht unterschätzt, keinesfalls geleugnet werden dürfen. Ganz entsprechende Organveränderungen sind übrigens durch Glyoxal allein zu erzeugen (s. später).

Bei dreien der Versuchstiere der Äthylenglykolreihe fanden sich unter anderem kleine disseminierte herdförmige Nekrosen im Pankreas (Abb. 2). Das Drüsengewebe war etwas aufgelockert, im Bindegewebe fanden sich mäßig starke lymphocytäre Infiltrate, Hyperämie der Gefäße und Ödem. Die Drüsenepithele zeigten trübe Schwellung. Im Zentrum der Nekrosen fanden sich zugrunde gegangene Epithelien, Fibrin und etwas Zellschutt. An keiner Stelle war ein eigentliches Granulom zu sehen. Pankreasgänge und -gefäße waren frei von fremdem Inhalt. Es handelte sich auch nicht um Fettgewebsnekrosen. Die nach Ausweis der entzündlichen parafokalen Infiltrate als vital anzusprechenden Veränderungen entsprechen den auch sonst bei den verschiedenen Glykolvergiftungen nachweisbaren Parenchymnekrosen, z. B. in der Leber. Die Bakterienfärbung war negativ.

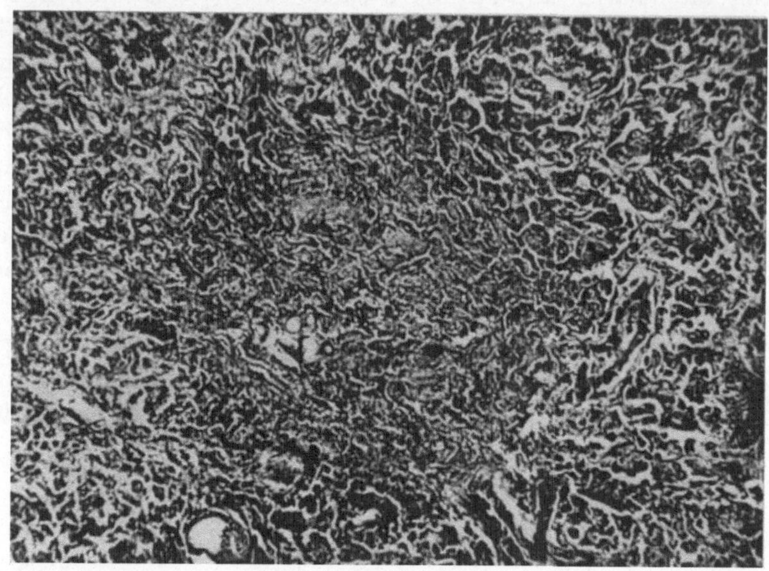

Abb. 2. Pankreas Katze B_{II} (Äthylenglykol): Herdfömige Nekrose im exokrinen Parenchym; interstitielles Ödem; Paraffin, HE, Vergrößerung 240mal.

Ich nehme an, daß es sich vorwiegend um Glykoleffekte handelt. Auf das Wie derartiger Absterbevorgänge komme ich später ausführlicher zurück. Die Nekrosen treffen exo- und endokrines Parenchym ohne Unterschied[18]. Sie haben für die weitere Fortführung unserer Untersuchungen eine bestimmte Bedeutung erlangt (S. 46).

Die Vergiftung mit Propylenglykol verursacht nur geringfügige Organveränderungen. Nur die Nieren werden auch hier, vorausgesetzt, daß das Gift genügend lange und in geeigneter Menge gegeben wird, in nennenswerter Weise angegriffen. Unsere Befunde stehen in Übereinstimmung mit denen von GROSS und WALTHER. 1,2-Propylenglykol erwies sich also als der ungiftigste Stoff in der von uns untersuchten Reihe. Auch hierin besteht Übereinstimmung mit den Angaben der Literatur (BUCCIARDI, GROSS, HOFBAUER, LAUNOY, WALTHER). Nach den Feststellungen

[18] Offenbar aber mehr das exokrine Gewebe.

von LEHMANN und NEWMAN wird 1,2-Propylenglykol vom Magen-Darmkanal aus schnell resorbiert, aber nur zu etwa 45 % durch die Nieren ausgeschieden. Nach MIURA und NEUBAUER soll das Propylenglykol an Glucuronsäure gepaart abgegeben werden. Mit der Frage der Entgiftung und etwaigen Ausscheidung von Propylenglykol und verwandten Substanzen haben sich jüngst erst FELLOWS, LUDUENA und HANZLIK beschäftigt. Diese Autoren sind besonders auch auf die Frage eingegangen, wie das weitere Stoffwechselgeschehen nach Aufnahme von Propylenglykol zu denken sei. Nach LEHMANN und NEWMAN soll ja der nicht an Glucuronsäure gepaarte und so im Harn ausgeschiedene Anteil zu Milch- und Brenztraubensäure oxydiert werden. NEUBAUER fand, daß Propylenglykol beim Kaninchen eine Vermehrung der Glucuronsäureausscheidung erzeugt. Das ist gemäß den seitherigen Vorstellungen nach Aufnahme von Äthylenglykol nicht der Fall. MIURA stellte nämlich fest, daß Äthylenglykol und Glycerin beim Kaninchen die tägliche Ausscheidung von Glucuronaten nicht vermehren! — MIURA konnte dagegen das Bariumsalz des Propylenglucuronates isolieren. Man darf also zunächst annehmen, daß das Schicksal von Äthylen- und 1,2-Propylenglykol verschieden ist[19]. Wenn man auch annehmen muß, daß die vermehrte Ausscheidung von Glucuronsäure durch Bindung von Propylenglykol an diese verursacht wird, so ist doch auch eine andere Stoffwechselwirkung des Propylenglykols denkbar: Es wäre nämlich möglich, daß Propylenglykol Traubenzucker bilden kann. Ob allerdings Glucuronsäure- und Traubenzuckerbildung miteinander zusammenhängen, ist ungewiß[20].

Das 1,2-Propylenglykol wird nach Resorption 1. durch die Niere, und zwar gebunden an Glucuronsäure, ausgeschieden, 2. zu Brenztrauben- und zu Milchsäure oxydiert und 3. möglicherweise in Traubenzucker umgewandelt. — Jedenfalls darf man annehmen, daß die überwiegende Menge des aufgenommenen 1,2-Propylenglykols als physiologischer Körper behandelt wird. Damit hängt wohl auch die relative Ungiftigkeit zusammen. Es steht aber hinsichtlich seiner Lösungseigenschaften hinter den anderen, giftigeren

[19] Vgl. aber die Bemerkungen über möglicherweise doch vorhandene Gemeinsamkeiten im Stoffwechsel nach Äthylen- und 1,2-Propylenglykolaufnahme, S. 39.

[20] Über Traubenzuckerbildung aus Glykolen berichten HANZLIK, LEHMANN, VAN WINKLE und KENNEDY, über Glucuronsäureausscheidung und Leberschäden DEICHMAN, KITZMILLER und WHITERUP.

Glykolen. Lösungsvermögen und Giftigkeit scheinen hier einigermaßen parallel zu gehen. Worin das Wesen der Giftigkeit des 1,2-Propylenglykols eigentlich zu sehen ist, ist indessen nicht ganz klar. Wahrscheinlich spielen hier auch Fragen der Reaktionsgeschwindigkeit, mit der Entgiftung und Oxydation durchgeführt werden, eine Rolle.

Daß man die Giftigkeit des Propylenglykols keinesfalls unterschätzen darf, zeigt die Mitteilung von VINCKE und MÜLLER.

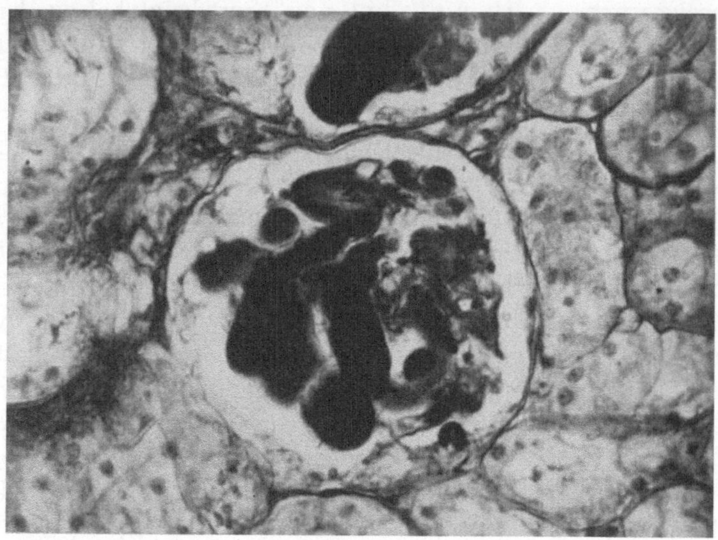

Abb. 3. Niere Katze DIII (Methylglykol): Eiweißhaltige homogene Schollenbildungen, teils intracapillär, teils im Innern der BAUMANNschen Kapsel; am unteren Rande des Hauptglomerulus Schollenaufnahme durch das parietale Kapselblatt; am oberen Bildrand Nachbarglomerulus mit gleichartigen Schollenbildungen im Kapselinnern. — Paraffin, Azan, Vergrößerung 1:420.

Das Methylglykol hat eine gründlichere pharmakologische Untersuchung bis jetzt nur durch STARREK und GROSS erfahren. Pathologisch anatomische Untersuchungen über Vergiftungsfälle mit Methylglykol sind mir nicht bekanntgeworden. Nach meiner Erfahrung handelt es sich um das stärkste Gift unter den bis jetzt untersuchten Glykolen. Es tötet die Tiere mit den kleinsten Mengen (0,94 cm³) in der kürzesten Zeit (rund 7 Tage). Die pathologisch-anatomischen Befunde entsprechen an Stärke etwa denen nach Vergiftung mit Äthylenglykol und Äthylglykol (Tabelle 9). Sie zeichnen sich aber durch einige Besonderheiten aus: Ich bin der Meinung, daß Methylglykol als Zellgift, besser gesagt als Fermentgift, eine Rolle spielt. Der Gesamteindruck etwa der

Leberveränderungen ist durchaus der einer serösen Entzündung. Dabei stelle ich mir vor, daß das Gift unter anderem den Eiweißstoffwechsel stören kann. Die Niere eines Tieres (DIII) zeigt in bemerkenswerter Weise Ablagerungen von Eiweißschollen und -kugeln (Abb. 3). Sie färben sich mit Hämatoxylin und v. Gieson blauschwarz, mit Thionin, Kresylviolett und WEIGERTS Fibrinfärbung kräftig blau, mit HEIDENHAINS Azan und nach MALLORY zinnoberrot (aber nicht orange). Die Kugeln kommen nicht nur in den Glomeruluscapillaren und den Arteriolae rectae, sondern auch im Kapselhohlraum der Nierenkörperchen vor. Sie sind aber im allgemeinen an die Gefäßbahn gebunden. Ihre Gestalt ist nicht überall rundlich, sondern manchmal scheibenförmig. Sie erinnern bis zu einem gewissen Grade an die von SCHINDLER (1937) beschriebenen, von ZINCK (1940) erwähnten SIEGMUND-SCHINDLERschen Kugeln. Im Gegensatz zu den von ZINCK beschriebenen Gebilden habe ich die Kugeln nur in den Nieren gefunden. Eine ins einzelne gehende Deutung kann ich noch nicht geben. Ich hatte mir vorgestellt, daß es sich um morphologische Produkte einer lokalen, und zwar hochgradigen Stoffwechselstörung, nämlich um die Folge einer Eindickung von Eiweißmassen handelt. Ob die Produkte vital entstanden sind, läßt sich schwer entscheiden. Es könnte sein, daß die eigentliche Ausfällung erst nach dem Tode vor sich geht. Das würde aber möglicherweise doch einen Schluß auf die Vorgänge zu Lebzeiten gestatten; Ausfällung und Färbung können nur dort erfolgen und angehen, wo während des Lebens Eiweißansammlung und Verdichtung vorbereitet oder vorhanden waren. Das wäre im Rahmen des Gesamtvorganges der Vergiftung gut verständlich. Die Schollenbildung an den Glomeruli als eingedickte eiweißhaltige Capillarausgüsse oder Kapselergüsse würde ein Zustandsbild der Glomerulonephrose, der Eiweißabgabe durch die Schlingen, bedeuten. — Leider handelt es sich nur um eine Einzelbeobachtung. Sie erinnert aber nicht nur an die Befunde von SCHINDLER, sondern auch an die Vorweisung von LETTERER auf der Westdeutschen Pathologentagung 1948 in Karlsruhe. Man darf also Beziehungen der Glykolvergiftung zu Störungen des Eiweißstoffwechsels vermuten.

Unsere Versuche mit Äthylglykol waren insofern aufschlußreich, als sie zeigten, daß dieser Stoff unter den untersuchten Giften die stärksten Gehirnveränderungen verursachen kann. Abgesehen von einer teils leichten, teils schweren Ganglienzellentartung, fanden sich an einzelnen Stellen die Veränderungen einer Pseudoencephalitis. Über encephalitische Prozesse nach Vergiftung mit Äthylenglykol haben PONS und CUSTER, sowie SCHOENMACKERS berichtet. Die beiden ersteren beschrieben Hirnveränderungen, die an die Encephalopathie nach Salvarsanintoxikation erinnert hatten. — Hirnblutungen haben wir nie gesehen. — Außer der toxischen Beschädigung des Gehirnes, mit Bevorzugung des Hirnstammes, waren Leber- und Nierendegenerationen in einem recht beachtlichen Ausmaß vorhanden. Daß auch Leberschädigungen beim Menschen beobachtet worden sind, lehrt die Mitteilung von BROWNING[21].

Das Diäthylenglykol ist von verschiedenen Giftunfällen her (Massenvergiftung und medizinale Vergiftungen) besser bekannt (TAEGER, AKAZAKI und WAKAMATU, ZEHRER). Die wesentlichen pathologisch-anatomischen Untersuchungen stammen von CANNON und HAGEBUSCH. Unsere eigenen Befunde stimmen mit jenen überein. Weniger geklärt ist aber das Schicksal des resorbierten Diäthylenglykols. Das gilt auch von dem in seiner toxikologischen Bedeutung schon länger bekannten Dioxan. Seitdem es von GRAUPNER und WEISSBERGER in die histologische Technik eingeführt worden ist, ist es auch dem Pathologen besser bekannt. Es besitzt ein ganz ausgesprochenes gewerbemedizinisches Interesse (BARBER). Es ist aber bemerkenswert, daß es weniger stark giftig wirkt wie unsere meisten sonst untersuchten Glykole. Die verhältnismäßig geringe Giftwirkung nach akuter Einverleibung von Dioxan soll mit dem schnellen Dioxanabbau zusammenhängen. Hier kommen wir allerdings an einen Punkt, der dringend weiterer Klärung bedarf. TAEGER scheint sowohl für Diäthylenglykol, als auch Dioxan an die Möglichkeit der Oxalsäurebildung zu denken. Die Frage, ob und bei welchen Glykolen Oxalsäure gebildet werden kann, hat uns auch bei den Versuchen mit dem Adipinsäureglykolpolyester beschäftigt. Bevor ich noch einmal auf die grundsätzlichen Möglichkeiten der Oxalsäurebildung bei allen Glykolen zurückkomme, möchte ich zunächst das Wesentliche der Adipinsäureglykolpolyestervergiftung herausstellen. Nach Resorption dieses Stoffes entstehen grundsätzlich die gleichartigen Veränderungen wie nach Äthylenglykolvergiftung. Sie sind allerdings meist weniger stark entwickelt. Die relative Ungiftigkeit des

[21] Ich erinnere an die Beobachtung von G. QUADBECK (KWI Heidelberg), — zit. bei DOERR, KRAFT und RAUSCHKE —, wonach auch percutane Resorption von Äthylglykol in kurzer Zeit ein Kaninchen töten kann.

Adipinsäureglykolpolyesters hat dazu geführt, diesen und verwandte Stoffe teils als Salbengrundlage, teils als Backpulver in den Handel zu bringen. Wir haben erstmals den Nachweis erbracht, daß dieser hochmolekulare Körper Organschädigungen verursachen kann. Die Ablagerung von Oxalaten in den Nieren spricht deutlich für die intermediäre Oxalsäurebildung auch in diesem Falle. Ich nehme an, daß nach Spaltung des Adipinsäureglykolpolyesters durch eine Esterase aus dem jetzt gebildeten Äthylenglykol, möglicherweise aber auch aus der freigewordenen Adipinsäure, Oxalsäure entstanden ist. Es würden demnach zwei Wege für die Oxalsäureproduktion zur Verfügung stehen.

Die Adipinsäure gilt im allgemeinen als im Tierkörper wenig gefährlich. Nach MORI und ANDERSEN, sowie P. B. MÜLLER bestehen jedoch genetische Beziehungen zwischen Adipinsäure und Oxalsäure. In der bereits genannten Aussprache zu meinem Referat wurde von seiten der Industrievertreter eine stärkere Giftigkeit des Polyglykolesters trotz Demonstration der mit Oxalaten ausgestopften Harnkanälchen und Nachweis von Epitheldegenerationen nahezu in Abrede gestellt. Inzwischen kann ich mich auf weitere Angaben in der Literatur stützen, aus denen hervorgeht, daß auch in den Vereinigten Staaten resorptive Vergiftungsfolgen — auch pathologisch-anatomisch — nach Einwirkung höher-molekularer Glykolverbindungen in Salbenform auf die Haut verschiedener Versuchstiere festgestellt wurden (LUDUENA, FELLOWS, LAQUEUR und DRIVER; SMITH, CARPENTER, SHAFFER, SEATON und FISCHER; FELLOWS, LUDUENA und HANZLIK; HANZLIK, LAWRENCE, FELLOWS, LUDUENA und LAQUEUR; CALVERY).

Besonders die Untersuchungen von FELLOWS, LUDUENA und HANZLIK sind für die Aufklärung der Pathogenese der Glykolvergiftung bedeutsam. Sie haben z. B. festgestellt, daß nur ein kleiner Teil von Diäthylenglykolmonoäthyläther im Tierversuch, und zwar unabhängig von der Applikationsart, im Urin erscheint. Er ist wahrscheinlich an Glucuronsäure gebunden, so wie wir das beim 1,2-Propylenglykol bereits besprochen haben. Überhaupt sollen nach Meinung der Verfasser Ähnlichkeiten im Schicksal von Propylenglykol und Diäthylenglykolmonoäthyläther bestehen. Diese Frage ist aus bestimmten Gründen von besonderer Wichtigkeit: FELLOWS, LUDUENA und HANZLIK haben daher das Schicksal von Glycerin, Äthylenglykol, Diäthylenglykol, Propylenglykol und Diäthylenglykolmonoäthyläther an der Glucuronsäureausscheidung zu prüfen versucht. Sie haben schließlich festgestellt, daß ein Derivat der Äthylenglykolreihe (Carbitol) das gleiche Schicksal erfahren kann wie eine Verbindung der Propylenglykolreihe. Das würde darauf hinweisen, daß grundsätzlich nach Aufnahme von Äthylenglykol und verwandter Stoffe (Diäthylenglykol, Diäthylenglykolmonoäthyläther, Adipinsäureglykolpolyester) ähnliche Stoffwechselwege eingeschlagen werden können, wie nach Vergiftung mit Propylenglykol. — Das bedeutet, daß auch bei der Äthylenglykolreihe und dem hierher gehörigen Adipinsäureglykolpolyester — ganz abgesehen vom Schicksal der nach Esterspaltung entstandenen Adipinsäure — durchaus nicht grundsätzlich der Weg zur Oxalsäurebildung eingeschlagen werden muß. Es kann auch Entgiftung kleiner Mengen Äthylenglykols durch Paarung mit Glucuronsäure eintreten. Diese Erkenntnis bedeutet, insofern sie sich bestätigen sollte, einen grundsätzlichen Fortschritt.

Die Besprechung der Ergebnisse der Vergiftung mit Adipinsäureglykolpolyester hat hinübergeleitet zu einer allgemeinen Würdigung des Schicksals der resorbierten Glykole. Wir selbst waren ja ursprünglich der Meinung gewesen, bei allen von uns untersuchten Stoffen könnte man Oxalate in Nieren und Harn finden und damit eine allgemeine Oxalsäurewirkung erwarten. Das ist nun nicht der Fall. Wir haben Oxalate nur gefunden nach Vergiftung mit Kaliumoxalat, Äthylenglykol und Adipinsäureglykolpolyester. Es ist also sicher nicht richtig, wenn SCHEUNEMANN noch kürzlich schreibt, daß die Giftwirkung der Glykole schlechthin auf der Oxalsäurebildung beruhe. Seine Untersuchungen sind aber in anderer Hinsicht für uns wichtig. SCHEUNEMANN hat nämlich eine Methode zum Oxalsäurenachweis in Glykolen ausgearbeitet und die von uns verwandten Stoffe freundlicherweise untersucht. Der Zweck seiner Untersuchung besteht darin, die in vivo bekannte Oxydation mancher Glykole zu Oxalsäure sozusagen am Ausgangsstoff in vitro vorauszunehmen und zu prüfen, ob z. B. irgendein Glycerinersatzmittel Oxalsäure zu bilden vermag oder nicht. In einer persönlichen Mitteilung schreibt SCHEUNEMANN[22], daß seine Oxalsäurereaktion stark positiv gewesen sei bei Äthylenglykol und Adipinsäureglykolpolyester, positiv bei Diäthylenglykol, schwach positiv bei Methylglykol und negativ bei Äthylglykol. Dieses Ergebnis hatten wir nicht erwartet. Wir waren nämlich zu der Überzeugung gelangt, daß die Glykole in Ätherform (Methyl-Äthyl- und Diäthylenglykol) keine Oxalsäure bilden könnten, weil diese Ätherbindung im Stoffwechsel möglicherweise unangreifbar wäre. Wenn die Oxalsäurereaktion von SCHEUNEMANN zuverlässig ist, dann ist unsere Vorstellung nicht richtig (vorausgesetzt, daß die von SCHEUNEMANN untersuchten Proben frei von Oxalsäurebeimengungen gewesen sind). Der fehlende Nachweis eines oxalsauren Konkrementes braucht ja auch durchaus nicht gegen die Ausscheidung von Oxalsäure zu sprechen (F. KOCH). Eine praktische Bedeutung für die Stärke der Giftwirkung der Glykoläther dürften die bescheidenen Mengen von Oxalsäure, die nach dem Ergebnis von SCHEUNEMANN bei Methyl- und Diäthylenglykol überhaupt zu erwarten sind, nicht haben.

5. Schlußbetrachtung des ersten Teiles.

Die Glykole als hervorragende Vertreter der technischen Lösungsmittel haben in den letzten Jahren vermöge ihrer oft hohen Giftigkeit eine besondere gewerbe- und unfallmedizinische Bedeutung erlangt. Für den Pathologen sind sie deshalb wichtig, weil sie eindrucksvolle Organveränderungen erzielen können. Diese sind bis zu einem gewissen Grade mit denen nach Oxalsäurevergiftung vergleichbar. Am auffälligsten sind die Degenerationen der Nierenepithelien. Hier steht der Hydrops der Harnkanälchen im Vordergrund. Die hydropisch-vacuoläre Degeneration betrifft ganz überwiegend die äußersten Rindenschichten. In vielen Fällen gehen die Epithelien auch ganz zugrunde. Ihre Trümmer verstopfen die Kanälchenlumina oft vollständig. An den Glomeruli finden sich

[22] Brief vom 1. 6. 1948.

Schwellung und Quellung der Schlingenendothelien, zuweilen auch der Epithelien der Kapselblätter. Die Glomeruli sind arm an Erythrocyten. In der Kapsellichtung finden sich seröse Ergüsse. Die Nieren sind schon makroskopisch stark geschwollen, sie zeigen eine blasse, oft lohgelbe Farbe, auf dem Schnitt verwaschene Zeichnung und brüchige Konsistenz. Die Nierenveränderungen scheinen mir deshalb bedeutungsvoll zu sein, weil sie leicht und mit großer Konstanz reproduzierbar sind. So kann man zahlreiche Teilbilder herausgreifen, die z. B. die „Abstoßung“ großer kugeliger Eiweißtropfen und hyaliner Schollen in die Kanälchenlichtung veranschaulichen. Derartige Untersuchungen könnten, planmäßig in größeren Reihen an kleinen Laboratoriumstieren durchgeführt, einen Beitrag zur Frage der hyalintropfigen Degeneration der Niere liefern. Hier harrt ja noch manches der Klärung (LAAS, FAHR, RANDERATH).

Bei der letzten Entwicklung der Lehre von der serösen Entzündung (RÖSSLE, BÜCHNER, TERBRÜGGEN und DENECKE, FLECKENSTEIN) hat die vacuoläre Zellentartung wiederholt Beachtung gefunden. Wenn wir die grundsätzliche Frage, ob es eine seröse Entzündung gibt oder nicht, bejahen — ich bin der Überzeugung, daß man eine mit der Ausbildung einer serösen Exsudation einhergehende Entzündung auch im Inneren parenchymatöser Organe anerkennen muß —, dann ist daran zu denken, daß der Zellhydrops, etwa der Nieren- oder aber der Leberepithelien, mit den Vorgängen der serösen Entzündung in Zusammenhang gebracht werden kann. Leider ist die Diskussion um die seröse Entzündung vielfach unfruchtbar gewesen, weil Grundsätzliches um die allgemeine Entzündungslehre mit Erörterungen um kausale und formale Pathogenese verquickt worden ist. Aus der jüngsten Zeit scheint mir die Arbeit von TERBRÜGGEN und DENECKE besonders verdienstvoll zu sein. In ihr ist nämlich, was die Kritiker der Ausführungen von RÖSSLE gelegentlich unterlassen haben, eine reinliche Scheidung formal- und kausalgenetischer Gesichtspunkte gedanklich überall durchgeführt. Auf diese Dinge geht FLECKENSTEIN allerdings weniger ein. Seine Feststellungen, die die Ursachen der serösen Entzündung als fermentative Störung der Zellatmung bezeichnen, sind gleichviel bedeutsam. Sie betreffen allerdings weniger den Mechanismus, wie er angibt, sondern die Voraussetzungen der charakteristischen Flüssigkeitsverschiebung. Inwieweit seine Ergebnisse eine allgemeine Gültigkeit für die Entzündungslehre überhaupt erhalten können, wird abzuwarten sein. Er verlegt den Angriff des Entzündungsgiftes[23] bewußt in die Parenchymzelle. Das Permeabilitätsproblem tritt dadurch in den Hintergrund. Die eigentliche Störung des Wasserwechsels als Folge entzündlicher Flüssigkeitsansammlung in ihrer Bedeutung für das Gewebsbild und in ihren Folgen für die Organstruktur werden von FLECKENSTEIN nicht besonders erwähnt. Gerade diese Ergebnisse der RÖSSLEschen Arbeiten sind für den Morphologen besonders wertvoll.

Kürzlich hatte ich in ganz anderem Zusammenhang zum Ausdruck gebracht, daß man auch diejenigen Störungen des Flüssigkeitswechsels die primär cellulär bedingt sind, und denen das eigentliche entzündliche Specificum vielleicht erst nachträglich eignet, im Sinne von BREDT und HOLLE auch als Ausgleichsreaktion des Gewebes gegenüber Schädlichkeiten seitens des Stoffwechsels auffassen kann[24]. Es ist das eine Frage des Standpunktes. Wenn man die vasculäre Entzündungstheorie nicht als die allein ausreichende auffaßt und zugibt, daß die Deutung der Gewebsalteration nach dem Vorgehen von BREDT und HOLLE als entzündliche auch berechtigt ist – was man sicher tun kann –, dann gewinnen die Beobachtungen von TERBRÜGGEN und DENECKE, sowie FLECKENSTEIN einen anderen Charakter. Sie tragen nämlich dazu bei, den Begriff der serösen Entzündung nach der einen Seite hin einzuengen und dadurch schärfer zu fassen, nach der anderen Seite aber zu ergänzen. So hat sich gezeigt, daß die Ausscheidung mancher Vorkommnisse aus dem seitherigen Bereich der serösen Entzündung – die bis jetzt als typische Beispiele einer vermeintlich dyshorisch entstandenen Hydropsbildung galten – wohl begründet ist. FLECKENSTEIN hat aber dargetan, daß der primäre Angriff eines Entzündungsgiftes häufig die Parenchymzelle selbst betrifft. Hier komme es zu einer Schädigung der Zellatmung, zu einer Störung des Stoffwechsels und damit auch zu einer Ernährungsstörung. Dadurch aber könne als Folge einer Verschiebung der K-Na-Ionenbestände eine Hydropsbildung in Zelle und Gewebe resultieren. FLECKENSTEIN ist nun der Meinung, daß er damit die seitherige Vorstellung vom Wesen der serösen Entzündung korrigiert habe. Das ist meines Erachtens aber nur im Hinblick auf das Primat der Permeabilitätsstörung – aber nicht einmal für die von ihm

[23] Er spricht selbst von „Entzündungsgiften".

[24] DOERR u. HOLLDACK: Virchows Arch. **315**, 653 (1948).

untersuchten Entzündungsgifte — richtig. Er hatte seine Untersuchungen in der Absicht durchgeführt, die kausalen Bedingungen der serösen Entzündung nach Möglichkeit zu klären. Seine Ergebnisse passen nun zwar gut zu den Feststellungen von TERBRÜGGEN und DENECKE, daß nämlich bei Allylformiatvergiftungen ein unmittelbarer Angriff am Zellbestand des Leberparenchyms vorliegen muß. Sie treffen aber die Verhältnisse der serösen Entzündung im Sinne von RÖSSLE nicht, weil, wie TERBRÜGGEN und DENECKE ermittelt haben, die Allylformiatvergiftung gar keine seröse Entzündung zustande bringt.

Die äußerst wichtigen Untersuchungen von FLECKENSTEIN berichtigen zwar die Vorstellungen von EPPINGER, leisten zunächst aber tatsächlich keinen konkreten Beitrag für die speziellen Fälle, in denen eine echte seröse Entzündung vorliegt. Sie sind aber in allgemeiner Hinsicht fruchtbar: Durch den Nachweis von Stoffen, die in den Fermentbestand der Parenchymzelle eingreifen und die Erklärung, warum durch die Transmineralisation in diesen Fällen ein Ödem entstehen kann, findet die Auffassung von BREDT und HOLLE, daß eine Entzündung die Folge einer Ernährungsstörung und ihr morphologisches Korrelat die Folge einer Ausgleichsreaktion sein kann, eine physiologisch-chemische Unterstützung. Das trifft allerdings nur dann zu, wenn es Zellgifte gibt, die in ihrer Wirkungsweise zwar den von FLECKENSTEIN untersuchten entsprechen, in ihrer Stoffwechselleistung aber ein eiweißreiches Ödem ermöglichen. Pathologe und Kliniker verlangen eben noch immer, soll die Diagnose einer Entzündung gestellt werden, einen vermehrten Eiweißgehalt im Exsudat.

Wenn man sich dazu entschließen kann, BREDT in seiner Auffassung vom Wesen der Entzündung als einer vom Gewebe aus bestimmten Ausgleichsreaktion gegenüber einer Ernährungsstörung zuzustimmen, dann ergänzen sich die Beobachtungen des Morphologen (BREDT, HOLLE) mit denen des Pharmakologen (FLECKENSTEIN) vollständig. Ich sehe darin auch eine Bestätigung, daß man unter Umständen die Ergüsse beim Myxödem, und zwar je älter es ist, um so mehr als Ausdruck einer bestimmten Form der serösen Entzündung bewerten kann[25].

---

[25] Beim Myxödem liegt ja auch eine Störung der Zellatmung vor; ihr Wesen und ihre Ursachen sind allerdings ganz anderer Art als die in den Untersuchungen von FLECKENSTEIN.

Für manche Formen der Glykolvergiftung bin ich heute der Meinung, daß die Giftwirkung wahrscheinlich auch am cellulären Fermentsystem angreift und auf diese Weise Gewebsveränderungen hervorruft. Die toxische Lähmung der Zellatmung bedeutet z. B. für den Fall der gestörten Glykolyse eine echte Stoffwechselstörung. Die dadurch ausgelöste, vermittels der von FLECKENSTEIN besonders betonten Ionenverschiebung verwirklichte Störung des Flüssigkeitswechsels kann durchaus im Rahmen der Lehre von der serösen Entzündung verstanden werden, wenn man den Boden der vasculären Entzündungslehre (ad hoc) verläßt und sich zu BREDT und HOLLE bekennt.

Ob eine derartige Verlagerung des Schwerpunktes der Lehre von der serösen Entzündung grundsätzlich statthaft ist, soll nicht untersucht werden. Es würde den Rahmen dieser Mitteilung sprengen und auf das bekannte Gebiet der historischen Diskussion über den Entzündungsbegriff hinführen. Sicher ist soviel, daß es auch nicht angängig ist, eine primäre Degeneration einer Parenchymzelle, durch die ein Zellhydrops entstehen kann, in Bausch und Bogen in einer modifizierten Form der serösen Entzündung aufgehen zu lassen. Ich meine aber, daß bestimmte Zellgifte in der Lage sind, die Zellatmung und den Stoffwechsel derart zu stören, daß die später sichtbaren Gewebsveränderungen zum gestaltlichen Ausdruck einer Ausgleichsreaktion werden. An dieser Stelle berühren sich degeneratives primär nicht entzündliches Geschehen und ein Spezialfall der serösen Entzündung. — Da es nach BROCK, DRUCKREY und HERKEN bei Oxalatwirkung zu einer Störung der Glykogenolyse kommt, Oxalat also ebenfalls als Fermentgift wirken kann, ist es nicht unmöglich, zwischen Oxalat —, manchen Formen der Glykol — und der Vergiftung durch die von FLECKENSTEIN untersuchten Stoffe eine verbindende Brücke im Sinne eines Analogieschlusses zu schlagen.

Die Oxalatvergiftung und die Vergiftung durch Glykole mit Oxalatwirkung — ich vermute auch die durch Glykole mit Aldehydwirkung — greifen sehr wahrscheinlich in die Zellatmung ein und verursachen in der von FLECKENSTEIN ausgearbeiteten Weise eine Entzündung, die ich, allerdings im Gegensatz zur seither üblichen Auffassung, als einen Sonderfall einer vorwiegend zunächst nicht dyshorischen serösen Entzündung werten möchte. Die pathologisch-anatomischen Befunde, vor allem an Leber und Nieren, werden dadurch doch besser verständlich, auch in ihrer Bedeutung für den Gesamtorganismus[26].

Die Sachlage ist offenbar folgende: Es scheinen mehrfach Organveränderungen vorzukommen, die morphologisch einander ähnlich, primär pathogenetisch aber voneinander verschieden sind. Bei längerem Bestehen verwischen sich die Bilder. Das bedeutet, daß man hinsichtlich der serösen Entzündung und verwandter Zustände unterscheiden muß:

1. Die klassische, primär dyshorische, seröse Entzündung im engeren Sinne (Rössle). Beispiel: Serum-, Histamin- und Verbrennungsschock.

2. Die primär celluläre, von der jeweils bodenständigen Gewebszelle ausgehende, nicht dyshorische, seröse Entzündung (Bredt, Holle). Beispiel: Oxalat- und Glykolvergiftung.

3. Die zunächst nicht entzündliche Zelldegeneration mit eiweißarmem Erguß (Terbrüggen, Fleckenstein). Beispiel: Vergiftung mit Allylformiat.

Aus den übrigen pathologisch-anatomischen Befunden unserer Vergiftungsreihen nenne ich noch die zuweilen recht bemerkenswerte Entartung des Herzmuskels. Es ist natürlich zu bedenken, daß infolge der zahlreichen Punktionen verhältnismäßig leicht entzündliche Prozesse angehen konnten. Wir haben aber bei der histologischen Untersuchung möglichst diejenigen Stellen gewählt, die weitab von den Punktionsstellen gelegen waren. Ganz entsprechende Degenerationen zeigte der M. temporalis. — An den innersekretorischen Drüsen konnte ich keine bemerkenswerten Veränderungen finden (abgesehen vom Pankreas, auf das im II. Teil ausführlich einzugehen sein wird). Das gilt auch für Knochenmark und Knochengewebe.

6. Zusammenfassung des ersten Teiles.

Die planmäßige pathologisch-anatomische Untersuchung von mit Glykolen und wirkungsverwandten Substanzen vergifteten Katzen hat eine Fülle von Befunden ergeben. Diese bestehen im wesentlichen in schweren Entartungen der großen parenchymatösen Organe, sowie Ganglienzellentartung besonders im Hirnstamm. — Die Wirkungsweise der einzelnen Gifte wurde zu deuten versucht. —

[26] Die Untersuchungen von Holtz, Exner und Schümann sind geeignet, einen Einblick in die Möglichkeiten einer stoffwechselmäßigen Zellreaktion auf Zellreiz und Zellschädigung hin zu gewähren.

Es kann angenommen werden, daß die Glykole in den Zellstoffwechsel eingreifen und vielfach eine Ausgleichsreaktion der Gewebe mit einer Verschiebung eiweißreicher Gewebsflüssigkeit verursachen. Die Beziehungen dieser Veränderungen zu denen der serösen Entzündung werden erörtert. Daraus geht hervor, daß man die Gewebsschäden nach Glykolvergiftung (in Leber und Nieren) als Ausdruck eines Spezialfalles einer serösen Entzündung auffassen kann. Als Todesursache bei der Glykolvergiftung haben entweder eine renale — besser hepatorenale — Insuffizienz, Kreislaufkollaps oder eine Atemlähmung zu gelten.

C. Zweiter Teil: Glykolvergiftung und Alloxandiabetes.

1. Einleitung.

In 3 Fällen der Äthylenglykolvergiftung waren stärkere Degenerationen am Pankreas mit herdförmigen Nekrosen aufgefallen. Das veranlaßte mich, nach den Stoffen zu suchen, die eine das Pankreas derart schädigende Wirkung entfalten. Kürzlich haben Fischer und Huber eine gute Übersicht über die bis jetzt bekannten pankreatotropen Substanzen gegeben. Man kann daraus entnehmen, daß bis jetzt eigentlich nur 3 Stoffgruppen bekannt sind, die eine den von uns gesichteten Pankreasveränderungen an Stärke vergleichbare Schädigung erzeugen. Es sind das die Guanidinderivate Methylguanidin und Synthalin. Abgesehen von ihrem wahrscheinlich diencephalen Wirkungsmechanismus sollen uns hier nur die morphologischen Pankreasveränderungen beschäftigen. Bekanntlich können die Guanidinderivate derart starke Pankreasreize setzen, daß das Organ schon makroskopisch durch Schwellung und Rötung verändert erscheint. Histologisch sind unter anderem Fettgewebsnekrosen und entzündliche Infiltrate gesehen worden (Dische und Goldhammer). An zweiter Stelle wären Alloxan und verwandte Substanzen zu nennen. Wir werden darauf ausführlich eingehen. An dritter Stelle berichten Fischer und Huber — als Hauptgegenstand ihrer Arbeit — über Pankreasnekrosen nach chronischer Vergiftung mit Nickelsulfat und α-oxybenzylphosphinsaurem Nickel. Diese betreffen angeblich vorwiegend das exokrine Pankreas, weil die Inseln durch ihren physiologisch größeren Nickelgehalt „nickelgewöhnt" seien.

Wenn man die genannten Stoffe, deren Effekte am Pankreas morphologisch deutlich in Erscheinung treten, nämlich Guanidinderivate, Alloxan, Nickelsalze und Glykole daraufhin betrachtet, welche Übereinstimmungen möglicherweise im Wirkungsmechanismus bestehen, so lassen sich derartige Beziehungen eigentlich nur zwischen Alloxan und Glykolen einerseits und vielleicht auch zwischen Alloxan und Guanidinderivaten andererseits vermuten. Letzteres soll uns aber im folgenden *nicht* beschäftigen.

Die Vermutung, daß die Glykole etwas mit dem Alloxan (A) und seiner Wirkung auf das Pankreas zu tun haben könnten, schien uns zunächst gestützt zu werden durch die Bemerkung im Lehrbuch von Karrer, daß der Abbau von A zu Harnsäure vielleicht über ein Glykol verlaufen würde:

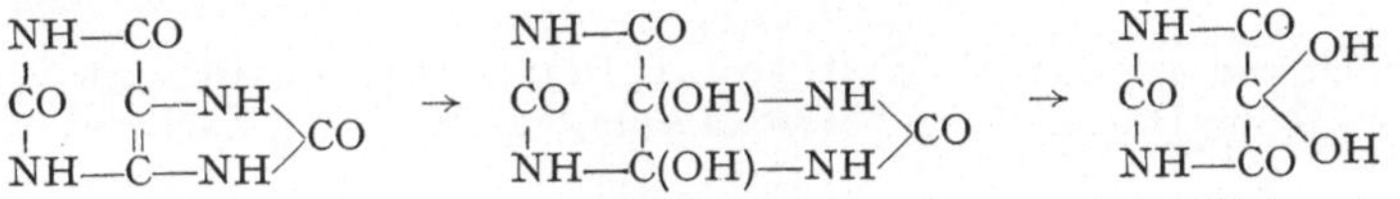

```
NH—CO                NH—CO                      NH—CO  OH
|   |                |   |                      |   | /
CO  C—NH\       →    CO  C(OH)—NH\        →     CO  C
|   ||   >CO         |   |        >CO           |   | \
NH—C—NH/             NH—C(OH)—NH/               NH—CO  OH
Harnsäure            Hypothetisches Glykol      Alloxan
                     (nach KARRER)
```

Dieses Glykol hat zwar eine andere Struktur als die von uns untersuchten Stoffe, aber vermöge seiner Eigenschaft, eben als zweiwertiger Alkohol, möglicherweise eine besondere Reaktionsfähigkeit. Von derartigen Gedanken bin ich aber vorläufig abgekommen, da sich inzwischen eine ganz andere und für mich leichter zu übersehende Verbindung zwischen dem Äthylenglykol und dem A hat herstellen lassen: Es galt ja zu untersuchen, ob nicht bestimmte Abbauprodukte des Äthylenglykols — denn nur dieses hat die starken Pankreasveränderungen verursacht — die eigentlichen Träger der das Pankreas schädigenden Wirkung sein könnten. Es war nun naheliegend, hierbei an das *Glyoxal* zu denken, das in seiner Eigenschaft als *Dialdehyd* die von Flury für die Glykoleffekte wesentliche Aldehydwirkung besitzen mußte.

An diesem Punkt des Problems hat mich Herr Prof. R. Kuhn (Heidelberg) beraten. Er hat mich nachdrücklich auf die Bedeutung des Glyoxals als einer hervorragend aktiven Substanz hingewiesen und damit vor Irrwegen bewahrt. — Bevor ich auf die Darstellung einer vergleichenden Pathologie von A- und Glyoxal-Vergiftung eingehe, ist zunächst das Grundsätzliche über die bisher bekannte Wirkung von A und Gl darzustellen. Das ist besonders hinsichtlich des sog. A-Diabetes (AD) wichtig, der im Ausland bereits sehr gut durchgearbeitet ist, während in Deutschland keine größeren Erfahrungen vorliegen.

2. Der Alloxandiabetes.

a) Geschichte des Alloxan.

Der Name A geht auf LIEBIG zurück. Er entstand durch Zusammensetzung aus Allantoin und Oxalsäure. LIEBIG und WÖHLER (1838) konnten das Alloxan durch oxydativen Abbau der Harnsäure durch Salpetersäure darstellen. LIEBIG selbst hat das A im Jahre 1862 bei Anwendung der GRAHAMschen Dialysiermethode am Darmschleim einer durchfallkranken Kuh und damit sein Vorkommen ,,in einem tierischen Sekrete" nachgewiesen.

b) Chemie des Alloxan.

Chemisch ist das A als Mesoxalylharnstoff aufzufassen. Es kann daher als aus Harnstoff und Mesoxalsäure entstanden gedacht werden[27]:

$$\begin{array}{ccccccc} NH_2 & & HO\cdot CO & & NH\text{—}CO & & \\ | & & | & & | \quad\; | & & \\ CO & + & CO & = & CO \quad CO & + & 2H_2O \\ | & & | & & | \quad\; | & & \\ NH_2 & & HO\cdot CO & & NH\text{—}CO & & \end{array}$$

Aus wäßriger Lösung krystallisiert A mit 4 Mol H_2O, von denen eines sehr fest haftet. Das A liegt daher im allgemeinen als A-Hydrat vor. Das A-Hydrat ist von weißer, das wasserfreie von gelber Farbe. A ist gegen Alkali sehr empfindlich: Wird eine Lösung von 100 mg A in 100 cm^3 Wasser und 1 cm^3 gesättigter Lösung von Natriumbicarbonat nur 15 min auf 37° gebracht (die Gesamtlösung hat jetzt ein p_H von 7,5—8), so kann in der nachträglich angesäuerten Lösung A auch nicht mit der als sehr exakt bekannten Methode von KARRER, KOLLER und STÜRZINGER nachgewiesen werden.

Ob A normalerweise im menschlichen Körper vorkommt, ist nicht sicher bekannt. Immerhin ist mit dem Auftreten kleiner Mengen zu rechnen. LANG (1866) will A im Harn eines hydropskranken Menschen nachgewiesen haben. Die Ursache der Wassersucht wurde nicht geklärt. Herzfehler und Nierenleiden sollen nicht vorgelegen haben. RUBEN und TIPSON haben mit Hilfe eines Farbtestes A in den Lebern gesunder Tiere angeblich nachweisen können. MCCLEAN fand A in einigen Mucoproteiden (teils bakteriellen, teils glandulären Ursprungs), die Beziehungen zu Gelenkkrankheiten haben sollen. Jüngst hat ARCHIBALD über den Nachweis von 0,02 mg A in Blutplasma und Harn von Mensch und Hund berichtet. Die Bemühungen von KARRER, A in Blutserum und Urin von Diabetikern nachzuweisen, sind bis jetzt erfolglos geblieben.

---

[27] Das A ist also das Mesoxalylureid. Ihm würde die Parabansäure als Oxalylureid entsprechen:

$$\begin{array}{ccccccc} NH_2 & & HO\cdot CO & & NH\text{—}CO & & \\ | & & | & & | \quad\;\; | & & \\ CO & + & | & = & CO \quad | & + & 2H_2O \\ | & & | & & | \quad\;\; | & & \\ NH_2 & & HO\cdot CO & & NH\text{—}CO & & \end{array}$$

c) Tierexperimentelle Erfahrungen aus der Zeit vor der Entdeckung des Alloxandiabetes.

Schon lange vor Entdeckung des eigentlichen AD hatte man die Wirkung des A auf den Tierkörper im Experiment studiert. So berichten KOBERT und KÜSSNER (1879), daß die Nierenveränderungen nach Oxalsäurevergiftung mit denen nach A-Wirkung ähnlich wären. Sie vermuten, daß Oxalsäure möglicherweise aus A hervorgehen könnte. KOBERT und KÜSSNER schreiben weiter, daß sie mit Untersuchungen über die Harnsäurewirkung im Organismus beschäftigt seien; wahrscheinlich haben sie im Zusammenhang hiermit gewisse Erfahrungen über Organveränderungen nach A-Vergiftung gewonnen, diese im einzelnen aber nicht mehr mitgeteilt.

KOEHNE (1894) verfütterte A und Parabansäure an einen großen Hund. Er fand nur kleine Mengen von Parabansäure und nur wenig Oxalsäure im Harn. Er nahm daher an, daß der größte Teil von A in Paraban- und Oxalsäure übergeführt werde. A selbst hat er nicht nachgewiesen. Auch aus späteren Untersuchungen klingt immer die Ansicht durch, daß beim Alloxanabbau Oxalsäure entstehen und diese möglicherweise den Träger der eigentlichen A-Giftwirkung darstellen würde. WIENER (1899) stellte fest, daß ein Kaninchen nach Gabe von 500 mg A/kg Körpergewicht im Laufe von 2 Std unter Krämpfen zugrunde geht. Er konnte im Harn dann eine deutliche Vermehrung der Oxalsäureausscheidung nachweisen.

In einer pharmakologischen Untersuchung über A als Oxydationsmittel für Thiolgruppen, als Krampfgift und als Capillargift haben LABES und FREISBURGER (1930) große Mengen von A in den Brustlymphsack von Fröschen eingespritzt und folgendes festgestellt: Das A reagiert chemisch im wesentlichen in zwei Richtungen. Einmal wird aus dem A Alloxansäure oder ein alloxansaures Salz. Diese Reaktion hat so lange keine Bedeutung, als die Alkalireserve genügend groß ist, um eine Acidose zu verhindern. Zum andern reagiert es besonders mit Thiol-(SH)-Gruppen, also den Wasserstoffdonatoren. Dadurch werden diese oxydiert, A aber zu Alloxanthin und Murexid reduziert. LABES und FREISBURGER haben die Bildung von Murexid aus A im Tierkörper nachgewiesen. Die Reaktionsfreudigkeit mit den SH-Gruppen sei ein besonderes Charakteristikum der A-Wirkung (sic!). Sie sei bei den genannten Versuchen für eine besonders starke Hyperämie der Darmwände verantwortlich zu machen. Die Tiere seien unter Krämpfen eingegangen, was als direkte zentralnervöse Reizerscheinung aufgefaßt wurde. Über pathologisch-anatomische Befunde wurde im einzelnen (trotz Untersuchung durch SCHULTZ-BRAUNS) nichts berichtet.

d) Entdeckung und grober Mechanismus des Alloxandiabetes.

Die Entdeckung, daß A in den Kohlenhydratstoffwechsel eingreifen kann, geht auf H. R. JACOBS (1937) zurück. Er berichtet in einer kurzen Mitteilung darüber, daß ihm beim Kaninchen nach A-Injektion die Erzeugung einer Hypoglykämie nach anfänglichem, vorübergehendem Anstieg der Blutzuckerwerte gelungen sei. Eine mikroskopische Organuntersuchung wurde offenbar nicht vorgenommen. JACOBS untersuchte außerdem Alloxursäure, Dialursäure, Isodialursäure, Barbitursäure, Isobarbitursäure, Alloxanthin, Murexid, Mesoxalsäure, Parabansäure, Oxalsäure und Formolharnstoff, ohne daß ihm ein hypoglykämisierender Effekt gelungen wäre.

Bekanntlich hat J. S. DUNN die diabetogene Wirkung des A anläßlich seiner Untersuchungen über das CRUSH-Syndrom im Tierexperiment festgestellt (DUNN, SHEEHAN und MCLETCHIE 1943; DUNN und MCLETCHIE 1943; DUNN, KIRKPATRICK und MCLETCHIE 1943; DUNN 1944; DUNN und SACHCHIDANANDA BANERJEE 1944[28]). Es ist unmöglich, hier alle Einzelheiten in der Entwicklung des AD zu schildern. Die Geschichte des AD ist, nachdem einmal festgestellt war, daß die wahrscheinlich allein mit der Insulinproduktion betrauten β-Zellen der LANGERHANSschen Inseln durch A zerstört werden, und bei einem Teil der Versuchstiere eine über eine längere Zeit bestehende Hyperglykämie zustande kommt, bestimmt worden durch Untersuchungen über den Mechanismus der A-Wirkung. Dabei ist man verschiedene Wege gegangen[29].

aa) Blutzuckerwerte. Die A-Wirkung ist bis jetzt untersucht worden bei Fröschen und Kröten, bei Mäusen, Meerschweinchen, Kaninchen, Tauben, Enten, Ratten, Katzen, Hunden, Ziegen, Affen und Menschen. Nach GOLDNER (1946) kommt das A im normalen Harnsäurestoffwechsel des Menschen nicht vor. Der AD stellt daher nur die künstliche Reproduktion einer Art von Pankreasdiabetes dar. Das A wirkt insulotrop nur bei parenteraler Anwendung. Es gewinnt nicht nur dadurch eine Stoffwechselwirkung, sondern greift unmittelbar in den Schwefelumsatz ein; es verändert den Stoffwechsel einer Lebersuspension in vitro. Das A wirkt am besten in frisch bereiteter 5%iger saurer Lösung. Eine neutralisierte A-Lösung ist für das Experiment nicht geeignet; sie zersetzt sich im Stehen und wird unwirksam. Die diabetogene Dosis des A ist diejenige Menge, die in 80% der Fälle bei Tieren einer bestimmten Art eine anhaltende Hyperglykämie verursacht, Nekrosen der Inseln, aber keine nennenswerten sonstigen Organschäden setzen soll[30]. Die Katze wird in ihrer Reaktion als unberechenbar, der Hund als alloxanempfindlich bezeichnet. Gibt man größere A-Mengen, dann entstehen schwerwiegende Nierenschäden mit Anstieg des RN und Tod im diabetisch-urämischen Koma. Noch größere Dosen wirken schnell tödlich, offenbar infolge akuter Capillarlähmung. Der Abstand zwischen tödlicher, urämischer und diabetogener Dosis ist am größten bei Kaninchen, Ratten und Hunden, kleiner bei Affen, am geringsten bei Tauben, Katzen

[28] Vgl. LIEBMANN (1944), STOLL (1946), E. ABDERHALDEN (1946), SALLER (1947).

[29] Die Kenntnis der Grundtatsachen hinsichtlich der A-Wirkung ist eine unerläßliche Voraussetzung für das Verständnis der Glyoxalwirkung. Ich muß daher über die wesentlichen Tatsachen der AD-Forschung berichten, werde mich aber auf das äußerste beschränken.

[30] Sie beträgt bei der Ratte 200—300 mg/kg i.p., beim Kaninchen 100—200 mg/kg i.v., bei der Katze 150 mg/kg i.v., beim Affen 100—150 mg/kg i.v., beim Dalmatinerhund 50—100 mg/kg i.v. und bei der Taube 125 bis 200 mg/kg i.v.

und Meerschweinchen. Bei letzterem macht daher die Bestimmung einer exakten diabetogenen Dosis Schwierigkeiten. — Im allgemeinen findet man nach A-Injektion eine Dreiphasenkurve des Blutzuckers. Wenige Minuten nach A-Gabe steigt der Blutzucker steil an, er fällt nach Stunden unter den Ausgangswert zurück, um in typischen Fällen für Tage auf übernormal hohe Werte wiederum anzusteigen. Die initiale Hyperglykämie wird als Folge einer Nebennierenreizung also als „Extrazucker" aufgefaßt. Wenn durch Hungernlassen oder Insulinbehandlung der Tiere die initiale Hyperglykämie unterdrückt wird, dann kommt es trotzdem zur Degeneration der β-Zellen. Die Insulinbehandlung auch während der A-Medikation vermag nicht, die β-Zellentartung aufzuhalten. Selbst wenn Insulin zusammen mit A in die gleiche Vene injiziert wird, bleibt die initiale Hyperglykämie zwar aus, die β-Zellen gehen aber genau so zugrunde, als ob A allein gegeben worden wäre. Die Tatsache, daß gleichzeitige Insulin- und A-Gabe die initiale Hyperglykämie verhindert, die β-Zellen jedoch vor dem Untergang nicht schützt, spricht gegen eine Inhibition des Insulins durch A und für den Ablauf des gewöhnlichen A-Mechanismus. Insulin wird auch in vitro durch A nicht zerstört oder inaktiviert. Die initiale Hyperglykämie ist also keine Folge von Insulinzerstörung, sondern einer zusätzlichen Zuckermobilisierung. Dafür spricht auch, daß nach Zerstörung der Nebennieren (durch Formalininjektion) oder nach Epinephrektomie (HOUSSAY, ORIAS und SARA) A keine Hyperglykämie erzeugt. HARD und CARR berichten auch von NN-Markveränderungen nach A-Injektion. — Die sekundäre Hypoglykämie ist höchstwahrscheinlich nur bei Anwesenheit des Pankreas möglich, und sie bleibt aus nach Pankreasexstirpation und am eviszerierten Tier. Sie entsteht entweder durch Inselzellreizung oder durch Abgabe von Insulinvorräten. DUNN und Mitarbeiter nahmen an, daß die Inseldegeneration die Folge von Inselzellreizung und -überanstrengung der Zellen wäre. YOUNG und Mitarbeiter sehen dagegen in der Hypoglykämie die unmittelbare Folge einer direkten Zelldegeneration. Die β-Zellentartung muß angeblich der Hypoglykämie vorausgehen. Die Degeneration soll bei Kaninchen und Hunden etwa 1 Std nach der Injektion, die Hypoglykämie aber erst 4 bis 5 Std nach Injektion eintreten. Es ist unmöglich, die Hypoglykämie vom diabetogenen Effekt des A zu trennen. Wenn eine Hypoglykämie vorhanden gewesen war, entsteht auch ein Diabetes, insofern die Tiere überhaupt genügend lange am Leben bleiben.

Die Diskussion um die Deutung der Blutzuckerschwankungen nach A-Injektion ist keineswegs zur Ruhe gekommen. GOLDNER und GOMORI (1947) haben auseinandergesetzt, daß die II. Phase der Blutzuckerkurve (= Hypoglykämie) bei den einzelnen Tierarten erheblich verschieden ausfallen kann. Während Hunde nur geringe Schwankungen aufweisen, zeigen Kaninchen tiefe hypoglykämische Remissionen. Die Autoren haben darauf hingewiesen, daß die Phase I (initiale Hyperglykämie) nicht nur bei nebennierenlosen Tieren fehlt, sondern auch bei entleberten Kaninchen ausbleibt. — Nach HOUSSAY und Mitarbeitern bleibt die Hypoglykämie aber auch dann erhalten, wenn kurz vor A-Injektion das Pankreas exstirpiert wird. HOUSSAY nimmt hier eine Leberwirkung an, leugnet aber die insulotrope Wirkung des A keineswegs. Nach HOUSSAY sind daher 2 Mechanismen für die Entstehung der Phase II anzunehmen:

1. Das A verursacht im Pankreas eine Inselzellreizung mit Insulinausschüttung.

2. Das A verhindert in der Leber die Glykogenolyse. —

Dagegen haben GOLDNER und GOMORI gezeigt, daß dann, wenn bei Hunden die zum Pankreas führenden Gefäße während und bis 5 min nach A-Injektion durch Klammern verschlossen sind, die Hypoglykämie ausbleibt. WALPOLE und INNES wollen festgestellt haben, daß nach Unterbindung des Pankreasganges beim Hund kein AD entstehen kann. Sie waren der Ansicht, daß für das Zustandekommen des AD entweder die Anwesenheit normalen Acinusgewebes erforderlich wäre, das nach Gangunterbindung zugrunde ginge, oder daß eine Fibrose des Pankreas auf dem Wege einer Inselgefäßdrosselung die Inseln vor dem Zugriff des A schützen würde. Inzwischen sind die Ergebnisse von WALPOLE und INNES durch LA BARRE und HAUQUINET widerlegt worden: Letztere konnten nämlich zeigen, daß dann, wenn man Hunden, deren Pankreasgänge vor 4—5 Wochen unterbunden worden waren, 70 mg A/kg i.v. injiziert, ein fortschreitender schwerer AD mit Traubenzuckermengen von 4—5 g (!) im Liter Blut vom 4. Tage nach A-Gabe an entstehen kann.

Nach SHIPLEY und BEYER (1947) verläuft nun möglicherweise die Blutzuckerkurve nach A-Injektion nicht im Sinne einer Dreiphasen-, sondern einer Vierphasenkurve! Es kommt zunächst zu einem Blutzuckersturz für die Dauer einer halben Stunde, sodann zum Blutzuckeranstieg nach 2 Std, darauf zu einer Blutzuckerremission auf Werte unterhalb der ersten Hypoglykämie (etwa 8 Std nach Injektion). Die Blutzuckerwerte bleiben dann stundenlang tief, um langsam im Laufe der auf die Injektion folgenden 48 Std auf Werte bis 600 mg-% anzusteigen. SHIPLEY und BEYER erklären die Entdeckung der Vierphasenkurve mit der Häufigkeit der durchgeführten Blutzuckerbestimmungen. Die initiale Hypoglykämie wird als Folge einer unmittelbaren Insulinausschüttung nach A-Injektion gewertet.

bb) Alloxandiabetes und Hypophyse. Die Abhängigkeit des AD vom Hypophysenvorderlappen wurde zuletzt von GRIFFITHS untersucht. Nach KIRSCHBAUM, WELLS und MOLANDER bleibt bei Ratten die gewöhnliche A-Hyperglykämie (Phase III im üblichen Sinne) aus, wenn unmittelbar oder bis zu 72 Stunden vor A-Gabe die Hypophyse exstirpiert wurde. Dagegen haben HOUSSAY, ORIAS und SARA an frisch hypophysektomierten Kröten festgestellt, daß die A-Hyperglykämie durch Herausnahme der Hypophyse nicht aufgehoben wird. MARTINEZ und ORIAS fanden, daß A-Injektion einen bestimmten Grad von Hypoglykämie bei normalen Ratten und bei solchen hervorruft, die 6 Tage zuvor hypophysektomiert worden waren. Die Blutzuckerwerte waren 48 Std nach A-Gabe in beiden Fällen normal. GRIFFITHS ist nun der Meinung, daß sich manche gegensätzliche Beobachtung über den AD dadurch erklären läßt, daß die verschiedenen Autoren ihre Versuche hinsichtlich Hypophysektomie und A-Injektion ganz unterschiedlich ausgeführt, die glykostatische Funktion des Hypophysenvorderlappens gar nicht oder nicht genügend berücksichtigt haben, und daß jeweils die Anzahl der Kontrolloperationen zu klein gewesen sei. Aus den zahlreichen Kontrollversuchen von GRIFFITHS scheint hervorzugehen, daß dann, wenn man den Versuchstieren nach Hypophysektomie genügend lange Zeit zur Erholung beläßt, die A-Wirkung der bei normalen oder scheinoperierten Tieren etwa entspricht. Sollten sich die Ergebnisse von GRIFFITHS bestätigen, dann bedeutet das, daß die Hypophyse offenbar auf den Mechanismus der A-Wirkung keinen deutlichen Einfluß hat. In diesem Sinne sprechen auch die Untersuchungsbefunde von C. C. BAILEY, LE COMPTE, O. T. BAILEY und FRANSEEN. Sie konnten jeweils 2 Wochen nach Hypophysektomie bei Ratten einen AD erzeugen, der allerdings nicht sehr ausgesprochen war. Die Blutzuckerwerte hatten die Tendenz, jeweils bald zur Norm zurückzukehren. Am Pankreas fanden sich Nekrosen der Inseln in der für den AD auch sonst üblichen Weise. Den schwächeren Ausschlag der Blutzuckerwerte nach Hypophysektomie und A-Wirkung kann man durch den „HOUSSAY-Effekt" (d. h. ein Diabetes mellitus verschwindet nach gleichzeitiger Pankreat- und Hypophysektomie) erklären.

Was nun den Mechanismus anbetrifft, durch den der Hypophysenvorderlappen eine ganz allgemeine diabetogene Wirkung entfalten kann, so verweise ich auf die Untersuchungen von PRICE, C. F. CORI und COLOWICK. Sie haben festgestellt, daß die Aktivität der Hexokinase durch bestimmte Hypophysenvorderlappenextrakte in vitro gehemmt, und diese Hemmung durch Insulingabe verhindert wird. Sie waren geneigt, diese Verhältnisse als Ausdruck einer Mitbeteiligung des Hypophysenvorderlappens am Zustandekommen eines AD zu bewerten. Weiter glauben PRICE, SLEIN, COLOWICK und G. T. CORI gezeigt zu haben, daß bei Ratten mit AD ein Abfall der Hexokinaseaktivität in Leber und Skeletmuskel eintritt. — Ganz kürzlich haben aber BROH-KAHN und MIRSKY nachgewiesen, daß der Hexokinasehemmungsfaktor gar nichts mit dem kontrainsulären Hormon des Hypophysenvorderlappens zu tun hat, auch in anderen Organen, z. B. in der Milz (allerdings auch im Hypophysenvorderlappen, wenn auch unabhängig von dessen diabetogenem Prinzip) vorkommt, und daß beim AD keine konstante Hexokinasehemmung in der Muskulatur besteht. BROH-KAHN und MIRSKY sind also der Meinung, die sich auch sonst mehr und mehr durchsetzt, daß der AD nichts mit einer durch den Hypophysenvorderlappen gelenkten Hexokinasehemmung zu tun hat.

cc) Alloxandiabetes und Nervensystem. Nach KIRKPATRICK, MCLETCHIE und TELFER hätten die Blutzuckerwerte nach A Ähnlichkeit mit denen nach Hypothalmusreizung.

SHIPLEY und BEYER sind der Frage der nervalen Beeinflussung des AD näher nachgegangen. Sie nahmen zunächst Bezug auf die älteren Untersuchungen von LA BARRE und VESSELOWSKY, nach denen bei Vagusreizung der Blutzucker abfällt, und auf die Feststellung von SERGEYEWA, daß durch anhaltenden Vagusreiz das Inselsystem erschöpft wird. Die pathologisch-anatomischen Inselveränderungen sollen denen nach hypoglykämischem Schock (infolge A-Wirkung) sehr ähnlich sehen. SHIPLEY und BEYER haben an Hunden die Blutzuckerkurven untersucht nach A-Gabe bei doppelseitiger Vagotomie und Sympathicusresektion, bei doppelseitiger Resektion des Brustsympathicus ohne Vagotomie, bei doppelseitiger Vagusresektion und nach Scheinoperation (d. h. Operation ohne Eingriff am Nervensystem). — Dabei hat sich, wahrscheinlich als Folge des gestörten vagoinsulären Zusammenspiels, eine Verzögerung der Blutzuckerreaktionen gezeigt. Die I. Phase (im Sinne dieser Autoren: Hypoglykämie) bleibt erhalten; sie wird wahrscheinlich verursacht durch unmittelbaren A-Angriff an den Inseln. Die II. Phase (Hyperglykämie) kann auch durch Unterbrechung des thorakalen Sympathicus nicht unterdrückt werden. Es wurde hierbei an eine direkte Nebennierenwirkung gedacht. Nach HOUSSAY, ORIAS und SARA soll diese hyperglykämische Reaktion jedoch auch nach Nebennierenausschneidung und Durchtrennung der Nn. splanchnici majores und minores, aber nicht nach Exstirpation der Leber auftreten! Die Phase III ist abgeflacht, hängt also sehr wahrscheinlich mit der gestörten vagoinsulären Reaktion zusammen. Die Phase IV (länger anhaltende Hyperglykämie) wird durch die Eingriffe am Nervensystem nicht beeinflußt. Die histologischen Pankreasveränderungen sind die auch sonst beobachteten.

dd) Alloxandiabetes und Niere. Abgesehen von den Beziehungen, die man zwischen AD und den Drüsen mit innerer Sekretion einerseits und zwischen AD und Nervensystem andererseits erörtert hat, sind jetzt auch Meinungen aufgetaucht, nach denen ein AD nur durch Mitwirkung anderer innerer Organe zustande kommen kann: GRANDE, OYA, RODRIGUEZ und MINON (1946) konnten nachweisen, daß die direkte Injektion von A in eine Pankreasarterie keinen AD zu erzeugen braucht. GRANDE COVIAN und DE OYA (1947) haben wahrscheinlich gemacht, daß neben dem Pankreas vor allem die Niere durch A geschädigt wird. Sie glauben, nachgewiesen zu haben, daß dann, wenn durch geeignete Maßnahmen das A zunächst eine Nephrose setzt und erst nachträglich an das Pankreas heran kann, zwar auch eine, aber eine uncharakteristische Kohlenhydratstoffwechselstörung, keinesfalls aber ein typischer Diabetes entsteht, und daß auch sonst bei der gewöhnlichen Alloxanvergiftung ohne Ausschaltung von Pankreas oder Nieren, die Niere eine wesentliche Schutzwirkung gegen A zeigen, ja unter Umständen als Träger einer bestimmten A-Resistenz aufgefaßt werden kann. Die Sachlage ist danach so — vorausgesetzt, daß sich die genannten Befunde bestätigen lassen —, daß weder die isolierte A-Wirkung allein auf das Pankreas, noch auf die Nieren einen AD zustande bringt. Man darf annehmen, daß innerhalb der Grenzen einer bestimmten Dosierung ein AD nur entsteht, wenn Pankreas und Nieren gemeinsam dem A zugängig sind. A wird angeblich auch ganz besonders durch Pankreas- und Nierengewebe inaktiviert[31].

e) Morphologische Befunde bei Alloxanvergiftung.

aa) Pankreas. Bei der Besprechung der pathologisch-anatomischen Veränderung nach Alloxanvergiftung steht das Pankreas im Mittelpunkt der Aufmerksamkeit. Die pathologische Anatomie des Pankreas beim AD ist von fast allen Autoren beschrieben worden, die sich mit der Pathogenese des AD beschäftigt haben. Aus der Fülle der Mitteilungen greife ich nur diejenigen Arbeiten heraus, die mir eine besondere Bedeutung zu besitzen scheinen.

Nachdem durch HUGHES, WARE und YOUNG (1944) die schon von J. S. DUNN und Mitarbeitern gemachte Entdeckung einer vorwiegend die β-Zellen der LANGERHANSschen Inseln betreffenden, durch A verursachten Schädigung bestätigt und befestigt worden war, galt es, Einzelheiten darzustellen. Dabei mußten physiologische Inselzellenentartungen von den eigentlichen A-Effekten getrennt werden.

H. HUGHES und G. E. HUGHES haben durch vergleichende Untersuchung von normalen und mit kleinen A-Mengen über

[31] Der Vollständigkeit halber muß ich aber auf die abweichenden Befunde von C. MARTINEZ, S. GITTER und R. COVIAN hinweisen. Sie haben, allerdings an der Ratte, nachgewiesen (GRANDE, COVIAN und DE OYA haben mit Hunden gearbeitet), daß die Ausschaltung der Niere keine Bedeutung für die Entstehung des AD besitzt.

längere Zeit behandelten Ratten festgestellt, daß schon normalerweise ein Wechsel in Reifung, Wachstum, Gestalt und Untergang der Pankreasinseln vorhanden ist. Neuerdings hat H. HUGHES quantitativ festgestellt, daß sowohl beträchtliche Unterschiede im Aufbau der Inseln des normalen Rattenpankreas, als auch nach A-Behandlung bestehen. Diese Untersuchungen sind besonders lehrreich, weil sie einen Einblick in den physiologischen Wandel der Inseln gewähren und zeigen, wie dieser durch A-Vergiftung beeinflußt werden kann.

Danach muß man wenigstens bei der Ratte verschiedene Größenordnungen der Inseln und der β-Zellen unterscheiden. Der mittlere Durchmesser der kleinen Inseln liegt bei 50 μ, der größere bei 100 μ, der mittlere Durchmesser der großen β-Zellen beträgt 8,5 μ, der der kleineren 7 μ. Es hat sich nun gezeigt, daß die größten β-Zellen der kleinen Inseln immer größer sind als die größten β-Zellen der großen Inseln. Das heißt also, daß die großen Inseln vorwiegend kleine, die kleinen aber mehr große β-Zellen führen.

HUGHES nimmt an, daß die kleinen β-Zellen die eigentlichen Insulinbildner sind. Damit stimmt überein, daß physiologische Degeneration und experimentelle A-Schädigung zuerst die großen Inseln mit den kleinen β-Zellen betreffen.

In den großen LANGERHANSschen Inseln werden stets einige zentral gelegene β-Zellentartungen nachgewiesen. Ihre Kerne sind pyknotisch, die Zelleiber geschrumpft und verzerrt; vereinzelt sind Zelluntergänge zu sehen. Von den physiologischen Inselzelluntergängen ist auch bei SHULTZ und DUKE die Rede. Nach A-Vergiftung werden an den β-Zellen Kernpyknose, Entgranulierung des Protoplasma, unregelmäßige Zellbegrenzung, sowie an der ganzen Insel eine Erweiterung der pericapillären Spalträume beobachtet. — Diese Entartungsprozesse werden zunächst ebenfalls an den kleinen β-Zellen der großen Inseln und erst bei Tötung der Tiere und Untersuchung des Pankreas zeitlich später nach der A-Gabe auch an den großen β-Zellen der kleinen Inseln gesehen. Fast immer bleiben aber einige Inseln, und zwar vorwiegend kleine, ganz unversehrt.

Das veranlaßte HUGHES, eine A-Dosis zu injizieren, die geeignet war, die kleinen β-Zellen der großen Inseln elektiv zu schädigen. Wenn man ingezüchteten weiblichen weißen Ratten 2 Wochen lang täglich 125 mg A/kg s.c. injiziert, zeigen alle großen Inseln Degenerationen, dagegen sind die kleinen ganz intakt. Bei genügend langer Fortsetzung und Abwandlung der Vergiftung (nach etwa 1 Monat) nehmen die großen Inseln an Zahl ab. Nur einige der noch vorhandenen großen LANGERHANSschen Inseln zeigen β-Zellentartungen. Die meisten Inseln sind intakt! Letztere enthalten aber β-Zellen, die größer sind, als es der Norm entspricht. Die kleinen Inseln sind nicht verändert. Untersucht man nach 2monatiger Versuchsdauer, dann finden sich keine großen Inseln mehr; es finden sich nur noch sehr wenige kleine! — Diese zeigen aber jetzt eine Entgranulierung und Pyknose der β-Zellen. Durch die A-Behandlung wurde eine Verschiebung im β-Zellbestand der Inseln erreicht. Die großen LANGERHANSschen Inseln enthalten nämlich jetzt β-Zellen mit einem mittleren Durchmesser von 8,5 und 11,8 μ. Das bedeutet, daß die größten Zellen der großen Inseln jetzt größer sind als die größten der kleinen. Selbst eine langdauernde A-Medikation von nur 1 mg täglich läßt eine Tendenz zur Vergrößerung der β-Zellen erkennen. Man darf daher annehmen, daß die kleinen β-Zellen ganz allgemein (nach ihrem durch A verursachten oder geförderten Untergang) durch große ersetzt werden. Letztere sind also vermutlich jugendliche Zellen. Diese neuen großen β-Zellen produzieren wahrscheinlich Insulin, weil die mit kleinen A-Dosen chronisch vergifteten Tiere, die eben vorwiegend große β-Zellen besitzen, keinen Diabetes haben. Nach allem ist es wahrscheinlich, daß die kleinen Inseln mit großen Zellen jugendliche, die großen aber mit kleinen β-Zellen reife LANGERHANSsche Inseln darstellen. Man müßte dann annehmen, daß die kleinen Inseln zu großen anwachsen können. HUGHES hat aber gezeigt, daß β-Zellmitosen nach A-Behandlung sehr selten sind. Auch im normalen Pankreas und im Pankreasrest nach teilweiser Ausschneidung finden sich wenig Mitosen. HUGHES ist daher dem ja in der Literatur sehr lebhaft diskutierten Problem der Abstammung der β-Zellen (HERXHEIMER, WEICHSELBAUM, LAGUESSE, BENSLEY, OTAMI, OHMORI, FALIN, WOERNER, RICHARDSON und YOUNG, BARGMANN, FEYRTER, FERNER, TERBRÜGGEN) dadurch nachgegangen, daß er die Bauchspeicheldrüsen von mit A längere Zeit behandelten Tieren in Serien aufgeschnitten hat. Es hat sich zeigen lassen, daß an den kleinen großzelligen Inseln nach A-Behandlung häufiger als in der Norm sog. acinoinsuläre Transformations- oder Knospungspunkte vorhanden sind. HUGHES ist der Meinung, daß hier unter Verwischung der ja sonst häufig sichtbaren bindegeweblichen Inselgrenzen exkretorisches Parenchym in Inselzellen und zwar β-Zellen übergeht. Dort, wo die neuen β-Zellen aus den periinsulären Acinuszellen hervorgehen, werden die randständigen α-Zellen zur Seite geschoben oder nach der Inselmitte zu abgedrängt. Über die Abstammung der α-Zellen hat sich HUGHES aber nicht genauer geäußert. Er hält es immerhin für möglich, daß im Falle des Bedarfes α-Zellen aus Acinusepithelien gebildet werden. In Übereinstimmung mit der Lehre von der acinoinsulären Transformation stehen die Beobachtungen von DUFF und STARR. Sie konnten 24 Std nach A-Injektion eine Vermehrung der Acinus-Zell-Mitosen nachweisen.

In einer soeben erschienenen Mitteilung von GROBÉTY (1948) werden akute und ältere Inselveränderungen nach A-Gabe, ebenfalls bei der Ratte, einander gegenübergestellt. GROBÉTY hat nach s.c. Injektion von 20 mg „Alloxan-Siegfried" je 100 g Körpergewicht nach 14 Std intakte Inselrandpartien, jedoch Pyknose, Degranulation und Blähung der β-Zellen beschrieben. Fünf Tage nach A-Gabe fand er nach GROS-SCHULTZE silberimprägnierbare Substanzen nur in der Umgebung der Inselcapillaren. Übergangsbilder zwischen α- und β-Zellen wurden stets vermißt. Dagegen beobachtete auch er an der acinoinsulären Grenze ein Bourgeonnement und wiederholt große plasmodiale Gebilde. GROBÉTY ist der Meinung, daß die α-Zellen vom exokrinen Parenchym abstammen und mittels des Bourgeonnement dem Inselparenchym zugewiesen werden. Eine umgekehrte insuloacinäre Transformation im Sinne der Lehre vom Balancement (LAGUESSE) hält er für unwahrscheinlich. Die β-Zellen dagegen sollen aus den α-Zellen hervorgehen. Bedeutung und Schicksal der α-Zellen seien so lange unklar, als nicht die Möglichkeit bestünde, die α-Zellen elektiv zu schädigen (gezielte Giftwirkung). Im Inselzentrum fand GROBÉTY (nach der genannten 5tägigen A-Wirkung) Zell- und Kernschutt, aber auch vereinzelt Mitosen. Stellenweise seien Chromosomenfrakturen zu sehen. Sie könnten für eine Kernwirkung des A sprechen.

Die Tatsache, daß große β-Zellen offenbar vom A weniger geschädigt werden als kleine (HUGHES), legt den Gedanken an eine größere A-Resistenz jugendlicher Inseln und vielleicht auch jugendlicher Tiere überhaupt nahe. FRIEDGOOD und MILLER fanden bei schwangeren Ratten, daß 2 min nach der i.v. Injektion von A bei der Mutter das A im fetalen Kreislauf vorhanden ist, daß die Blutzuckerwerte der Feten niedriger liegen als bei den Muttertieren, und daß bei neugeborenen Ratten ein konstanter AD nicht erreicht werden kann. Damit stimmt überein, daß auch das neugeborene Kaninchen in gewisser Weise alloxanrefraktär ist. Es gelingt jedenfalls praktisch nicht, Kaninchen bis zum 9. Lebenstag einen AD beizubringen (SHULTZ und DUKE). Das Pankreas des jugendlichen Tieres zeigt jedoch in den LANGERHANSschen Inseln ebenfalls α- und β-Zellen. Sobald die A-Wirkung Erfolg hat, finden sich wie sonst beim erwachsenen Tier Verlust der Sichtbarkeit der Zellgrenzen, Gerinnungsphänomene und Homogenisation im Plasma der β-Zellen, sowie eine schlechtere Färbbarkeit der Zellkerne durch basische Kernfarbstoffe („Erbleichungen der Inselzentren").

Die früher nur vom chirurgischen Pankreas- und vom experimentellen Hypophysendiabetes[32] her bekannte hydropisch vacuoläre Degeneration von Gangbaum- und Inselepithelien wurde durch systematische Untersuchungen von DUFF, MCMILLAN und WILSON am Kaninchen auch nach A-Medikation nachgewiesen. Voraussetzung für die Entstehung des Gangbaum- und Inselzellhydrops war nur, daß die Tiere die i.v. Gabe von 200 mg A/kg Körpergewicht (verabfolgt in 5 %iger wäßriger Lösung) um 45 Tage überlebten, und der durchschnittliche Nüchternblutzuckerwert 303 mg-% betrug. Die hellen, d. h. hydropischen Zellen fanden sich am Gangbaum, in den Inseln und im übrigen exokrinen Parenchym. Hydropische Entartung von Insel- und Gangbaumepithelien gehen einigermaßen parallel. Sie kann angeblich durch Insulinbehandlung rückgängig gemacht werden. Im exokrinen Pankreasgewebe kommen die hydropischen Zellen nur vereinzelt vor. Die hellen Hydropszellen sollen möglicherweise sog. „undifferentiated cells" entsprechen, die (an Gangbaum und Inseln), insofern das Tier überlebt, zu granulierten β-Zellen ausreifen können. Inwieweit derartige Beobachtungen über ein gleichsinniges Verhalten von Gangbaum- und Inselepithelien beim experimentellen Diabetes für die Lehre von FEYRTER sprechen, wird wohl noch abgewartet werden müssen.

Schließlich hat HOUSSAY (1947) darauf aufmerksam gemacht, daß nach A-Medikation auch Gewebsschäden am exokrinen Pankreas beobachtet werden können. Bei Hunden sollen in 22% der Fälle Fettgewebsnekrosen und entzündliche Herdinfiltrate im Pankreas vorkommen. — Die etwas älter gewordenen Inselschäden nach

[32] APE-Diabetes der Angloamerikaner (das ist Diabetes durch Anterior Pituitary Extract) = Metahypophysärer Diabetes von HOUSSAY (1947).

A-Wirkung bestehen in Ausbildung kleiner hyaliner Scheibchen und Schollen. – Im allgemeinen kommen nach A-Injektion entzündliche Reaktionen oder gar Blutungen an den Inseln nicht vor.

bb) An anderen Organen. Über planmäßig erhobene pathologisch-anatomische Befunde an anderen Organen als dem Pankreas nach A-Vergiftung berichten DI PIETRO und CARDEZA, AUFDERMAUR, sowie HOUSSAY (1947). Erstere haben an 33 A-vergifteten Hunden die Veränderungen an Leber und Nieren zwischen dem 2. und 249. Tage nach der Injektion beschrieben. Sie nennen in den frischen Fällen (auch bei diabetogener Dosis mit Inselzellverschiebung $\beta : \alpha = 16:84$, – normal $\beta : \alpha = 75:25$ –), zentrale Leberläppchennekrosen, fettige Entartung der Leberepithelien, in den Nieren Tubulusepithelnekrosen, seröse Kapselergüsse, Glykogenablagerung und Verfettung der Harnkanälchenepithelien, manchmal mit Hämosiderose.

HOUSSAY spricht von akutem Lungenödem nach jugulärer A-Injektion. In den schönen Untersuchungen von AUFDERMAUR am Kaninchen ist die Rede von Lebernekrosen, akuter interstitieller Nephritis, Verfettung von Herz- und Skeletmuskel, Lungenödem und Hämosiderose der Milz. Die interstitiellen entzündlichen Infiltrate der Nieren fanden sich in der Umgebung der Glomeruli und der Gefäße, nicht aber an den Tubuli. AUFDERMAUR nimmt an, daß, weil das A auf dem Blutweg an die Nieren herankommt, vorwiegend an den Gefäßen entzündliche Reaktionen ausgelöst werden könnten.

In einer neueren Studie beschäftigen sich BENETT, KONEFF und WOLFF mit den Schilddrüsenveränderungen beim AD. Sie hatten schon früher (1946) eine Atrophie der Schilddrüse beim AD gefunden. Diese Ergebnisse waren von APPLEGARTH und KONEFF (1946) bestätigt worden. Jetzt (1948) wurde den Schilddrüsenveränderungen auch in Beziehung zum Blutjodspiegel, dem Schilddrüsengesamtjod und dem Jodgehalt des Thyroxins beim AD nachgegangen. Morphologisch fanden sich an der Schilddrüse tatsächlich erneut und zwar immer dann, wenn der Diabetes ausgesprochen war, eine deutliche Atrophie, physiologisch jedoch keine Abhängigkeit des Blutjodwertes und der Schilddrüsenjodwerte von der diabetischen Stoffwechsellage.

Nachdem ich so in groben Zügen die Eigenart der A-Wirkung und die dadurch verursachten Organschäden skizziert habe, ist noch mit einigen Worten darauf einzugehen, daß die seitherigen

Erfahrungen mit dem A Anlaß gegeben haben, sowohl zu therapeutischen Versuchen, als auch zu grundsätzlichen Untersuchungen über die Beeinflussung von Stoffwechsel, Wachstum und Entwicklung der verschiedenen Laboratoriumstiere durch den Modelldiabetes nach A-Injektion.

f. Bedeutung des Alloxandiabetes in praktischer Hinsicht.

aa) Alloxan und Inselzellgeschwülste. Bekanntlich hat das A Verwendung gefunden in der Behandlung von Inselzellcarcinomen. BRUNSCHWIG und ALLEN, sowie BRUNSCHWIG, ALLEN, OWENS und THORNTON berichten über 2 derartige Beobachtungen. Im ersten Falle wurde das Pankreas 7 Std nach einmaliger Gabe von 600 mg A/kg untersucht. Einige Inseln zeigten nur leichte Schäden. Im zweiten Falle wurden die Inseln für unversehrt befunden. Beidesmal waren die Carcinome ohne nachweisbare, auf das A zurückführbare Veränderungen geblieben. In einem weiteren Falle (CONN und HINERMANN; CONN, HINERMANN und BUXTON) handelte es sich um eine 48jährige Frau von 75 kg Gewicht, die 9 Tage lang 60 mg A/kg Körpergewicht i.v. erhalten hatte. Die schließlich doch nötig gewordene Operation zeigte ein Inseladenom (1,5 g; 1,5 : 1,0 : 1,0 cm) im Pankreaskörper. Obwohl die Geschwulst zu 85% aus β-Zellen bestand, zeigten sich hier keinerlei Veränderungen im Sinne einer A-Wirkung. Die LANGERHANSschen Inseln aber ließen die vom Tierversuch her bekannten Inselzellentartungen, Nekrosen, Inselkollaps und ähnliches erkennen. Auch GORDON und OLIVETTI berichten über 2 Fälle von Inselzellkrebs und ihre Erfahrungen mit A-Behandlung. Die auf Grund der negativen Ergebnisse von BRUNSCHWIG und ALLEN geäußerten Vermutungen, die menschlichen Inseln und deshalb auch die von ihnen ausgehenden Geschwülste seien besonders alloxanresistent, bedürfen einer Einschränkung. Abgesehen von einer auch im Tierversuch beobachteten individuellen A-Empfindlichkeit reagieren die menschlichen Pankreasinseln genau so auf das A wie das vom Tierexperiment her bekannt ist. Die Inselzellgeschwülste aber können durch A nicht beeinträchtigt werden, sie sind tatsächlich alloxanresistent. CONN und HINERMANN sehen darin den Ausdruck eines tumoreignen andersartigen Stoffwechsels. Sie nehmen an, daß A über dem normalen Stoffwechsel eigentümliche Oxydoreduktionssysteme wirkt und daher an den Inselzellgeschwülsten nicht angreifen kann.

In einer neuen Arbeit hat C. C. BAILEY über eine Beobachtung von NATHAN TALBOT berichtet[33]. Es handelte sich um ein 9 Monate altes Kind mit ätiologisch ungeklärter Tendenz zur Spontanhypoglykämie. Bei der Laparotomie wurde kein Adenom gefunden. Die in 2 Sitzungen durchgeführte A-Behandlung (einmal 20—100 mg/kg täglich, 7 Tage; nach 3 Wochen 8mal 100 mg/kg 8 Tage lang) beseitigte die Hypoglykämien auf die Dauer einer 8monatigen Beobachtungszeit. — Inzwischen wird die A-Behandlung menschlicher Inselzellgeschwülste allgemein verworfen; die toxischen Nebenwirkungen seien zu groß, und es ginge wertvolle Zeit für die einzige Hilfe, die Operation, verloren.

bb) Alloxandiabetes und Allgemeinstoffwechsel. Das Modell des AD ist, obwohl sein Mechanismus durchaus ungeklärt ist, benutzt worden,

[33] C. C. BAILEY, S. 181. 1947.

um den Einfluß der diabetischen Stoffwechsellage auf Wachstum und Entwicklung (GAARENSTROOM und DE JONGH; SIDERIUS; DE MOOR und VUYLSTEKE), auf die Fertilität von Versuchstieren (DAVIS, NICHOLAS, LAWRENCE), auf die Schwangerschaft von Hunden, Kaninchen und Ratten (MILLER), auf die Ausbildung des Komplementtiters im Blutserum (R-Candela und Urgoiti), und umgekehrt um diätetisch-therapeutische Möglichkeiten des Diabetes mellitus (Fettdiät, JANES und PROSSER) zu prüfen. Weiter haben HOUSSAY und GERSCHMANN festgestellt, daß A die glykogenolytische Wirkung des Adrenalins unterdrückt. DE MAJO, sowie HOUSSAY und CARDEZA haben den Einfluß des A auf den Adrenalin-, Cholesterin- und Ascorbinsäuregehalt der Nebennieren, die Bedeutung der Nebennierenexstirpation für die A-Resistenz und die Beeinflussung des AD durch Insulin, Phlorrhizin und Nebennierenausschneidung untersucht. Nach FÖLDI, SANDOR und SZABÓ kann die normalerweise durch Perkorten erhöhbare tubuläre Zuckerresorption der Niere durch A-Medikation blockiert werden. MARKEES und MEYER haben ebenfalls am Modell des AD festgestellt, daß beim diabetischen Koma (des Kaninchens) wahrscheinlich die Brenztraubensäure eine besondere Rolle spielt. Es gelang ihnen, eine wesentliche Besserung des Zustandes dann zu erzielen, wenn sie außer Insulin gleichzeitig das Koferment des Brenztraubensäureaufbaues — Aneurin — gegeben hatten, eine Beobachtung, die möglicherweise auch für die menschliche Komabehandlung beim Diabetes von Bedeutung sein kann.

g) Die feineren Mechanismen beim Alloxandiabetes.

Diejenigen Untersuchungen, die sich mit dem Schicksal des A im Tierkörper beschäftigen, sind für das allgemeine Verständnis der A-Wirkung von hervorragender Bedeutung. Hier gilt es, vor allem folgende Fragen zu beantworten: Wie lange verweilt das A im Blute? In welcher Zeit bewirkt das A die charakteristischen Inselzellveränderungen? Wie ist der eigentliche Mechanismus der A-Wirkung? Was entsteht aus dem A? Welche anderen chemischen Stoffe wirken ebenso oder ähnlich wie das A?

aa) Verweildauer von Alloxan im Blute. Mit Hilfe der von KARRER, KOLLER und STUERZINGER angegebenen Methode des A-Nachweises im Blutserum läßt sich zeigen, daß A, insofern es etwa einem Hunde in der üblichen diabetogenen Menge injiziert worden war, sich in längstens 5 min diesem Nachweis entzieht (E. ABDERHALDEN 1946). Inzwischen ist von SILIPRANDI eine weitere Methode zum A-Nachweis in Blut und Geweben angegeben worden. SILIPRANDI hat mit ihr bei Ratten, die eine diabetogene A-Dosis erhalten hatten, A noch $1^1/_2$ Std nach Injektion in Blut und Geweben nachgewiesen.

bb) Geschwindigkeit der Alloxanwirkung. Die Zeitspanne, die das A benötigt, um an Pankreas und Nieren anzugreifen und anatomische Veränderungen mit folgenschweren Funktionsstörungen zu setzen, ist trotzdem äußerst kurz. In diesem Sinne sprechen die Beobachtungen von GOLDNER, GOLDNER und GOMORI, GRANDE COVIAN und DE OYA, daß nämlich eine Abklemmung der Pankreasgefäße für 5 min während und nach A-Injektion genügt, um Inselschäden zu verhüten. O. T. BAILEY, C. C. BAILEY und HAGEN, sowie GOLDNER (1945) sind der Meinung, daß der eigentliche AD 24 und 35 Std, LEECH und BAILEY, daß der AD 1—2 Wochen nach der Injektion entstehen kann. Nach SHULTZ und DUKE entsteht der AD zuweilen erst nach Monaten, scheinbar plötzlich und überraschend. Man nimmt an, daß A deshalb so schnell aus dem Blute verschwindet, weil es sehr schnell mit den verfügbaren Sulfhydrylgruppen reagiert. Nach LEECH und BAILEY verschwindet beim Kaninchen das reduzierte Glutathion gleichzeitig und parallel mit dem A. — LAZAROW hat festgestellt, daß i.v. Gaben von 2500 mg Glutathion oder 912 mg Cystein 1 oder 2 min vor der A-Injektion Ratten vollständig vor der Entstehung des AD bewahren können. Werden die Sulfhydrylkörper 1 min nach der A-Injektion verabfolgt, entsteht ein nur noch teilweiser Schutz, werden sie 3 min nach A-Injektion gegeben, so üben sie keine Schutzwirkung mehr aus. Es ist denkbar, daß die bereits berichtete relative Unempfindlichkeit Neugeborener gegen A auf dem verhältnismäßig großen Glutathiongehalt jugendlicher Organe beruht. Der Vergleich zwischen A-Empfindlichkeit und Glutathiongehalt der Blutzellen zeigt, daß erstere um so geringer, je größer die letztere ist. Freilich stimmen diese Beziehungen nur bis zu einem gewissen Grade. Nach SANTAVY ist nämlich der Glutathiongehalt neugeborener Kaninchen nur $^{1}/_{2}$mal so groß wie bei erwachsenen Tieren (er steigt erst später an), und doch ist die A-Resistenz in der Jugend größer als im Alter. Hier harren also einige Teilfragen der Klärung.

Über Schutzwirkung gegen A durch BAL („British-Anti-Lewisite“; Dithioglycerin) berichten LAZAROW und neuerdings auch GRANDE und DE OYA. Danach vermögen 20—40 mg BAL/kg i.v. gegeben, die Wirkung von 60—80 mg A/kg beim Hunde insofern zu modifizieren, als es zwar zur initialen Hyperglykämie, aber nicht zu länger dauerndem Blutzuckeranstieg (Phase III) kommt.

R. ABDERHALDEN[34] hat in ähnlichem Zusammenhang versucht, durch die reduzierende Wirkung der Ascorbinsäure einen Schutz vor A (durch Umwandlung in Alloxanthin) zu erzielen. Von einer eigentlichen Schutzwirkung der Ascorbinsäure gegen A kann aber offenbar doch nicht die Rede sein. Zum gleichen Ergebnis gelangen WEST und HIGHET; sie haben ganz unabhängig von ABDERHALDEN anläßlich ihrer Studien über die eigenartige natürliche, relative A-Resistenz der Meerschweinchen das Umgekehrte versucht. Sie haben nämlich festgestellt, daß sowohl normale, als auch skorbutisch gemachte Meerschweinchen in gleich hohem Maße a-unempfindlich sind (oder doch nur sehr schwierig zur a-bedingten hyperglykämischen Reaktion gebracht werden können). Daraus geht hervor, daß die Autoren an die Möglichkeit gedacht haben, die natürliche Meerschweinchenresistenz könnte durch Ascorbinsäure bedingt sein. Sie haben aber auch gezeigt, daß die Ascorbinsäure keinen Einfluß auf die A-Resistenz der Meerschweinchen besitzt. — Während sonst beim chirurgischen und beim APE-Diabetes durch Hunger, Insulin- und Phlorrhizinbehandlung eine antidiabetische Schutzwirkung erzielt werden kann (LUKENS, DOHAN und WOLCOTT), können derartige Maßnahmen die a-bedingte β-Zellentartung keineswegs verhindern.

Das A wird wahrscheinlich in recht kurzer Zeit in vivo reduziert zu Alloxanthin; dieses bildet mit Ammoniak das bekannte purpurrot gefärbte Murexid. Nach LABES und FREISBURGER ist die Voraussetzung für die Murexidbildung außer der Gegenwart von Ammoniak, daß ein Teil des A in Form seiner Reduktionsstufe (Alloxanthin), ein anderer Teil aber in Form

[34] Zit. nach E. ABDERHALDEN 1947.

des nicht reduzierten A vorhanden ist und erhalten bleibt. Das Murexid stellt eine Oxydationsstufe dar, die zwischen der des A und Alloxanthins gelegen ist. Das Murexid wird bei Tier und Mensch durch den Harn ausgeschieden.

cc) Wie bewirkt Alloxan die Gewebsschädigung? Nach HOUSSAY und GERSCHMANN ist A ein Fermentgift. Tatsächlich ist die Einwirkung des A auf verschiedene Fermentsysteme bereits häufig untersucht worden. Einen besonders breiten Raum nehmen die Untersuchungen über die Beeinflussung der verschiedenen Phosphatasen ein. Für den Morphologen ist die Abhandlung von BURGER und LORCH besonders wertvoll (Middlessex-Hospital). Weil A in bestimmter Dosierung spezifische Gewebsveränderungen verursacht, kann es nicht als ganz allgemeines Zellgift angesprochen werden. Die Tatsache, daß die Insulinbildner nahezu elektiv getroffen werden, legt den Gedanken nahe, daß A mit Fermenten reagieren kann, die bei der Insulinproduktion mitmachen. BURGER und LORCH untersuchten zunächst die durch A verursachte Hemmung der Alkaliphosphatase[35]. Ein solches Vorgehen findet eine gute Stütze in der Feststellung von CLOETENS (1944), daß Zink die prosthetische Gruppe der Alkaligewebsphosphatase und ein integrierender Bestandteil des Insulinmoleküls ist. Dabei zeigten A, 1-Methylalloxan und Dialursäure eine starke, Alloxanthin eine nur $^2/_3$ so starke Phosphatasehemmung. Diese 4 Substanzen zeigten im übrigen eine deutliche diabetogene Wirkung. Alloxan- und Isodialursäure waren dagegen nicht diabetogen und ließen eine nur schwache Phosphatasehemmung erkennen. Das Verhältnis zwischen Konzentration und inhibitorischem Effekt ist bei A, 1-Methylalloxan, Dialursäure und Alloxanthin ein kubisches, bei Alloxansäure und Isodialursäure linear. — Die histochemische Untersuchung wurde besonders an der Ratten- und Kaninchenniere, aber auch am Pankreas durchgeführt. Im Pankreas enthielten die degenerierten Inseln weniger Phosphatasen als die gesunden. Die 4 diabetogenen Stoffe erwiesen sich als Phosphataseinhibitoren in den Konzentrationen, in denen sie selbst diabetogen wirkten. Die Phosphatasehemmung war reversibel. BURGER und LORCH dachten daran, daß die Phosphatasehemmung durch A möglicherweise durch die prosthetische Zinkgruppe der Fermente vermittelt, und daß das Zink der Insulinsynthese für

[35] Sie bedienten sich dabei der histochemischen Darstellung der Gewebsphosphatase von GOMORI (1939).

die gegen die β-Zellen gerichtete A-Aktivität verantwortlich zu machen sei[36].

Daß die vermittels des angedeuteten stofflichen Mechanismus erzeugten, in ihrer pathologischen Anatomie beschriebenen Gewebsveränderungen, besonders am Pankreas, schwere Funktionsstörungen nach sich ziehen, geht nicht nur aus Blutzucker- und klinischen Befunden hervor, sondern kann durch das Insulindefizit im a-geschädigten Pankreas unmitttelbar und mittelbar gemessen werden: Nach GOLDNER (1945) erhält das normale Hundepankreas etwa 2—3 E Insulin je Gramm, das nach A-Behandlung nur $^1/_4$ E/g. Es ist daher anzunehmen, daß der AD wirklich ein Insulinmangeldiabetes ist. Dafür sprechen auch folgende Beobachtungen von HOUSSAY: Wenn man einem operativ entpankreatisierten Hunde das Pankreas eines anderen Hundes, der mit A behandelt worden war, an den Hals implantiert, bleibt die von der Transplantation eines gesunden Pankreas her bekannte Besserung des chirurgischen Diabetes aus.

h) Andere diabetogene Wirkstoffe.

Ein weiteres Problem, auf dessen Lösung schon viel Mühe verwandt worden ist, ist die Frage, ob es außer dem A noch andere Stoffe gibt, die ebenfalls diabetogen wirken, ob diese mit dem A chemisch verwandt sind oder sonstige Gemeinsamkeiten besitzen. Nach BRÜCKMANN und WERTHEIMER wirken außer dem A n-Methyl-, n-Propylalloxan, Alloxanthin, Dimethyl- und Diäthylalloxanthin, Dialursäure und Methyldialursäure (in Übereinstimmung mit BURGER und LORCH) diabetogen. Eine spezielle Untersuchung über den Dialursäurediabetes stammt von SAVIANO und FRANCISCIS. Nach DUNN, SHEEHAN und MCLETCHIE erzeugt „Styryl-Chinoline 90" ebenfalls Inselnekrosen, macht aber keinen Diabetes. GOLDNER arbeitete mit Chinolin und Cinchophen, will dabei Schwankungen im Blutzuckerspiegel und Pankreasveränderungen, aber niemals einen echten Diabetes gesehen haben. Nach E. ABDERHALDEN ist das 1-Monomethylalloxan wirksamer als A; dagegen sind 1-3-Dimethyl- und 5-Phenolalloxan unwirksam. Für die diabetogene Wirkung des A soll der labile Wasserstoff am Stickstoff nicht unwichtig sein.

Auch synthetische östrogene Substanzen können einen diabetogenen Effekt oder doch eine Verschlimmerung des AD zustande bringen (INGLE und HOGG). W. STOLL hat angenommen, daß das diabetogene Prinzip des A an die Triketogruppe gebunden sei und an einen Vergleich mit anderen Triketokörpern gedacht. Er kam so an das Ninhydrin. Er konnte nachweisen, daß 6—7 mg Ninhydrin/kg i.v. bei Ratten und Meerschweinchen

[36] Vgl. auch folgende hierhergehörige Untersuchungen: BACCARI und AURICCHIO (Phosphathämie und Phosphatashämie), DRABKIN und MARSH (Leberphosphatase), TUERKISCHER und WERTHEIMER, sowie MANNIC und RIVIER (AD und Leberglykogen), GEMILL (AD und Muskelglykolyse) und STAEHELIN und VOEGTLI (Glykogenphosphorylierung bei AD mit und ohne Insulineinwirkung.

eine Glucosurie erzeugen. Bei der Erklärung der Verhältnisse wurde an die Bedeutung der ähnlichen Molekulargewichte (Ninhydrinhydrat 178, Alloxanmonohydrat 160), aber auch an das Redoxpotential gedacht. Ninhydrin soll mehrmals so wirksam sein wie A. Schon vor STOLL haben BAILEY, BAILEY und LEECH[37] Ninhydrin geprüft, es vorwiegend aber als unwirksam befunden. Wodurch sich diese Widersprüche erklären, wissen wir nicht.

Die Arbeit von STOLL hat aber noch einen anderen Wert: Die Entdeckung, daß ein Abbauprodukt der Harnsäure — das A — einen Diabetes erzeugen kann, hat die alte Vermutung über gemeinsame pathogenetische Bindungen von Gicht und Diabetes mellitus neu belebt (LIEBMANN). STOLL hat aber ausgerechnet, daß man für den Menschen, um einen Diabetes zu erzeugen, täglich 15 g A im Stoffwechsel benötigen würde. In derartigen Mengen könnte das A niemals intermediär entstehen. Die Kenntnis des AD gestattet also nicht, eine ursächliche Verknüpfung zwischen Purinstoffwechsel und Diabetes mellitus herzustellen. Das A dürfte also auch beim gewöhnlichen Diabetes mellitus keine ursächliche Rolle spielen!

i) Alloxanwirkung und Gicht.

Daß trotzdem eine in geeigneter Weise durchgeführte A-Vergiftung eine Art von Gicht hervorrufen kann, lehrt die Beobachtung von SAVIANO (1947)[38]. Schon vor ihm war es GOLDNER und GOMORI gelungen, bei der Taube durch i.v. A-Medikation eine Ablagerung von krystallinen Massen auf serösen Häuten und in den Nieren zu erzielen. SAVIANO aber hat auch der Gelenkgicht ähnelnde Befunde abgebildet. Diese Verhältnisse bei der Taube sind aber wegen des den Vögeln eigenen, von den Säugern ganz verschiedenen Purinstoffwechsels auf den Menschen nicht übertragbar[39].

3. Die Glyoxalvergiftung.

a) Geschichte und Chemie des Glyoxals.

Das Glyoxal ist chemisch der einfachste Vertreter der Dialdehyde. Nach BEILSTEIN und KARRER kann es durch Oxydation von Äthylalkohol, Acetaldehyd und Äthylenglykol durch Salpetersäure dargestellt werden. Es wird als Polyglyoxal (polymere Modifikation) erhalten. Dieses kann durch Destillation in die monomolekulare Form übergehen. Letztere ist ein stechend riechendes, smaragdgrünes Gas. Durch Abkühlung entstehen gelbe Prismen oder Krystallflitter. Diese verwandeln sich bald zurück in die polymere Form. Durch Kondensation entsteht eine grüne Flüssigkeit, die bei weiterem Abkühlen leicht gelblich wird. In alkalischer Lösung geht Glyoxal

---

[37] Zit. nach C. C. BAILEY, S. 184. 1947. Unveröffentlichte Untersuchung der Autoren.

[38] "Experimental Gout from Alloxan in Pigeons. Findings in the Joints and Serous Membranes."

[39] Zusammenfassende Referate über experimentellen Diabetes und AD bei LIEBMANN, YOUNG, besonders HOUSSAY (1947), C. C. BAILEY (1947), sowie GRANDE und DE OYA (1948).

in Glykolsäure über. Behandelt man ein Gemenge von Glyoxal und Formaldehyd mit Ammoniak, dann entsteht eine heterocyklische Verbindung, das Glyoxalin (Imidazol).

Das Methylglyoxal kann durch Behandlung mit Alkalien oder fermentativ durch innere CANNIZZAROsche Reaktion in Milchsäure übergehen. Inwieweit derartige Vorgänge in vivo ablaufen, ist nicht sicher bekannt. Ich habe mangels größeren Tiermaterials nur mit Glyoxal gearbeitet.

Die erste tierexperimentelle Untersuchung der Glyoxalwirkung stammt, so weit ich sehe, von J. POHL (1896). Eine perorale resorptive Glyoxalvergiftung beim Hund ist ihm aber nie gelungen, weil das Gift zu starke Magenreizung, Speichelfluß und Erbrechen erzeugte. Dagegen stellte er fest, daß ein 7 kg schwerer Hund durch 0,2 g s.c. und ein 1050 g schweres Kaninchen durch 0,7 g (!) Glyoxal getötet wurden. Pathologisch anatomische Befunde wurden nicht mitgeteilt. POHL berichtet weiter, daß Glyoxal in vitro durch verdünnte Salpetersäure zu Glyoxalsäure, durch konzentrierte zu Oxalsäure oxydiert würde. – In den folgenden Jahrzehnten wurden offenbar keine weiteren Untersuchungen über die Giftwirkung des Glyoxals und verwandter Stoffe vorgenommen. Erst im Jahre 1913 berichten DAKIN und DUDLEY, allerdings in ganz anderem Zusammenhang, über die fermentative Umwandlung des Phenylglyoxals in Mandelsäure. In einem zweiten Bericht aus dem gleichen Jahre sprechen sie von der Glyoxalase. DAKIN und DUDLEY fanden die Glyoxalase in Blut, Leber und Muskulatur, nicht aber in Galle, Pankreasextrakt und Harn. Sie haben sogar feststellen können, daß im Pankreas eine spezifische, thermolabile, nicht dialysierbare Substanz vorhanden ist, die schon in geringer Menge die Glyoxalase hemmt. Sie hatten sogar die Vermutung ausgesprochen, daß möglicherweise die Antiglyoxalase etwas mit der damals noch nicht definierten, bekanntlich jedoch mit gutem Grund angenommenen innersekretorischen Pankreaswirkung zu tun haben könnte. Die Glyoxalase ist identisch mit der von C. NEUBERG angegebenen Ketoaldehydmutase. Sie hat bekanntlich in der Theorie des intermediären Kohlenhydratstoffwechsels eine große Rolle gespielt. Nach LOHMANN (1932) ist das Glutathion als wirksame Gruppe der Glyoxalase anzusprechen. Damit stimmt die Beobachtung von PLATT und SCHROEDER überein, daß Gluthathionverbrauch und Stärke der Glyoxalase etwa parallel verlaufen.

Die Antiglyoxalase wurde von DAKIN und DUDLEY im Pankreas, von PLATT und SCHROEDER auch in der Niere entdeckt und von KUHN und HECKSCHER (1926) im Pankreasextrakt genauer untersucht. Letztere konnten feststellen, daß genügend gereinigte Insulinpräparate frei von Antiglyoxalase sind. Das damals noch nicht so hochwertige deutsche Insulin war jedoch stark mit Antiglyoxalase beladen. Auch das Trypsin erwies sich als frei von Antiglyoxalase. Diese Befunde wurden von ARIYAMA (1928) bestätigt.

Nach PURR besteht die Wirkung der Antiglyoxalase darin, daß sie das Co-Ferment der Glyoxalase, das Glutathion, zerstört. Die Antiglyoxalase ist nun weder identisch mit der gewöhnlichen Amino-, noch der Carbooxypolypeptidase, sondern es liegt ein neuer Polypeptidasetyp vor, die Iminopolypeptidase.

Wie aktuell noch immer die Glyoxalaseforschung ist, zeigt eine jüngst erschienene Mitteilung von F. G. HOPKINS und E. J. MORGAN (1948). Sie konnten zeigen, daß durch Reinigung der Glyoxalase ein Faktor gewonnen werden kann, der zusammen mit der Glyoxalase die Dismutation von Methylglyoxal 3mal so schnell ermöglicht als die von Phenylglyoxal. Wenn nur die Glyoxalase ohne diesen Faktor vorliegt, dann verläuft die Dismutation von Methyl- und Phenylglyoxal gleich schnell. Phenylglyoxal soll sogar die Tätigkeit des Zusatzfaktors verhindern. Dieser sei von eiweißartiger Natur und gebe leicht die Biuret- und Ninhydrinreaktion.

b) Tierexperimentelle Erfahrungen mit Glyoxal.

In den zwanziger Jahren fand die Stoffwechselwirkung der verschiedenen Glyoxale eine vielseitige Würdigung [SJOLLEMA und SEEKLES (1926), FISCHLER (1927), FISCHLER und HIRSCH (1928), KERMACK, LAMBIE und SLATER (1927 und 1929), HERRING und HYND (1928) und ARIYAMA (1928)]. Es handelte sich dabei teils um den Versuch, eine toxische Wirkung bestimmter Glyoxale unter Beweis zu stellen, teils um das Bestreben, die Folgen einer brüsken Insulininjektion als Glyoxaleffekt zu erklären. Die Autoren waren sich darin einig, daß die i.v. Gabe von Methyl-, Phenylglyoxal oder Glyoxal einen wenige Stunden anhaltenden Blutzuckeranstieg verursachte. Da FISCHLER davon überzeugt war, daß beim Traubenzuckerabbau Glycerinaldehyd, Dioxyaceton und vielleicht auch Methylglyoxal entsteht, wurde die Bedeutung der i.v. Applikation dieser Stoffe auf den hypoglykämischen Schockzustand von Kaninchen geprüft. Dabei zeigte sich, daß die Hypoglykämie des Kaninchens durch Glycerinaldehyd und Dioxyaceton (offenbar durch Aufbau zu Traubenzucker) augenblicklich gebessert, durch Gabe von Methylglyoxal verschlechtert wurde. FISCHLER (1927, 3. Mitteilung)[40] prüfte nach gleichem Muster die Toxizität von Milchsäure, Brenztraubensäure, Acetaldehyd, Glykol und Glykolaldehyd; besonders die 3 zuletzt genannten Stoffe verrieten eine nicht geringe Giftigkeit. Die besonders genau geschilderte Vergiftung mit Methylglyoxal gab sich zu erkennen durch eine heftige psychische Erregung der Tiere, jagende Atmung, Miosis, Schreien, motorische Unruhe, tetanisch-opisthotonische Krämpfe und Atemlähmung. Die Ähnlichkeit mit der toxischen Wirkung brüsker Gaben des damals handelsüblichen Insulins sollte ihre Erklärung darin finden, daß durch Insulinwirkung möglicherweise Methylglyoxal gebildet werden kann. Nach KERMACK, LAMBIE und SLATER läßt sich die experimentelle Insulinhypoglykämie durch i.v. Gabe von Dioxyaceton ebenso schnell beheben wie durch Traubenzucker. Methylglyoxal und Natriumpyruvat können das nicht leisten, sondern besitzen eine eigene Giftigkeit. Die von FISCHLER nach Glyoxaleinspritzung fortlaufend registrierte Hyperglykämie wurde als Folge zentraler Reizung aufgefaßt („chemischer Zuckerstich"). Nach ARIYAMA kann Glyoxal in Anwesenheit von Cyanid mit Arsen-Phosphorwolframsäure durch Blaufärbung nachgewiesen werden[41].

Die gründlichste Untersuchung über das Schicksal der Glyoxale im Tierkörper stammt von FUTOSHI SAKUMA (1931). Er hat zunächst die Resistenz von Glyoxal, Glucoson, Hydroxymethylglyoxal, Phenylglyoxal und Methylglyoxal gegen die Alkalihydrolyse geprüft und eine gewisse Parallele mit der Zerstörung durch die Glyoxalase gefunden. Das bedeutet, daß dann, wenn man die Glyoxale in der Reihenfolge ihrer Empfindlichkeit gegen Glyoxalase anordnet, die gleiche Folge entsteht wie bei Anordnung gemäß der Stärke der Alkalihydrolyse. — Bei der Prüfung der Giftigkeit der Glyoxale für das Kaninchen kommt SAKUMA zu folgenden, für uns wichtigen Ergebnissen[42]:

---

[40] Siehe dort Anm. S. 95.

[41] Eine Verbesserung dieser Methode wurde von ENDRES und SIGURDSON (1945) angegeben.

[42] Ich muß auf diese Ergebnisse von SAKUMA genauer eingehen und die nachfolgende Tabelle im ganzen aus der Originalarbeit von SAKUMA entnehmen, weil letztere schwer zugänglich ist und die Beobachtungen von SAKUMA für den Fortgang unserer Arbeit von besonderer Bedeutung sind.

Tabelle 10. Tödliche Glyoxaldosen für das Kaninchen.

Art der Injektion	Gramm je Kilogramm Körpergewicht				
	Glyoxal	Methylglyoxal	Phenylglyoxal	Glucoson	Hydroxymethylglyoxal
i.v.	0,015	0,15	0,15	0,18	0,20
s.c.	0,2	0,5	—	1,5	1,8

SAKUMA hat bei seinen Vergiftungsversuchen (stets am Kaninchen) durch häufiges Bestimmen des Glyoxals im Blute (nach ARIYAMA), des Blutzuckers (nach SOMOGIY), der Blutmilchsäure (nach FRIEDMANN, COTONIO und SHAFFER), sowie von Glyoxalen, Traubenzucker und Milchsäure im Harn das Schicksal der Gifte zu kontrollieren versucht. Ich gehe im folgenden nur auf die Verhältnisse des von uns untersuchten Glyoxals ein:

Nach i.v. Applikation von Glyoxal steigt der Blutglyoxalspiegel steil an, fällt dann schnell ab und ist nach 4 Std praktisch gleich Null, d. h. das einverleibte Glyoxal findet sich nicht mehr im Blut. Dagegen erreicht der Blutzucker seinen höchsten Wert 1—2 Std nach Glyoxalininjektion und kehrt erst nach 6 Std zur Norm zurück. In 2 Versuchen wurden nach 3 aufeinanderfolgenden i.v. Injektionen von 0,01 g/kg in Abständen von je 3 Std 1,52 und 1,24 mg Glyoxal im Harn nach 24 Std nachgewiesen. Ich stelle also fest, daß das Glyoxal relativ schnell aus dem Blut verschwindet, jedenfalls schneller als die Blutzuckerschwankung nach Glyoxalvergiftung abläuft. Die Reihenfolge der Geschwindigkeit, mit der sich alle von SAKUMA untersuchten Substanzen dem Nachweis im Blute entziehen, stimmt überein mit ihrer Empfindlichkeit beim hydrolytischen Zerfall. In fallender Reihe geordnet nach der Stärke ihrer Empfindlichkeit ergibt sich folgendes Bild: Methyl-, Phenyl-, Hydroxymethylglyoxal, Glucoson und Glyoxal. Letzteres ist also am wenigsten empfindlich. Es ist bemerkenswert, daß Glyoxal, obwohl es, wie gesagt, in 4 Std aus dem Blute zu verschwinden scheint, dort länger verweilt, als man eingedenk der Glyoxalasetätigkeit zunächst hätte erwarten sollen.

4. Vergleichende Untersuchungen über Alloxan- und Glyoxalvergiftung.

a) Methodik.

Um die Beziehungen, die zwischen Glykol- und A-Vergiftung angenommen wurden, aufzuklären, habe ich zusammen mit F. BOPP, A. WAGNER und E. KULDVERE eine neue Versuchsreihe angesetzt. Wiederum an der Katze wurden der Einfluß verschiedener Glykole, von A und Glyoxal auf den Blutzuckerspiegel festgestellt und die pathologisch-anatomischen Befunde erhoben. Die äußeren Versuchsbedingungen waren denen im I. Teil der Arbeit vollständig gleich. Es wurden jugendliche Tiere im Alter von nicht über $1^1/_2$ Jahren verwendet. Wir mußten bei der Katze als Versuchstier bleiben, um wirklich vergleichbare Ergebnisse zu erhalten. Die meisten Tiere wurden nach bestimmter Versuchsdauer durch Dekapitation getötet, um lebensfrische Organe für die histologischen Untersuchungen zu gewinnen. Die Blutzuckerbestimmung wurde grundsätzlich so häufig wie möglich vorgenommen. Bei jedem Tier wurden mehrere Tage vor Versuchsbeginn Nüchternblutzucker und Blutzucker nach Fütterung bestimmt, um einen

Ta-

Nr. des Tieres	Giftart	Giftmenge je Kilogramm		Versuchsdauer in Tagen	Blutzucker in mg-%		
		Durchschnittliche Einzeldosis	Absolute Gesamtdosis		Höchster Einzelwert	Tiefster Einzelwert	Mittelwert
K_1	Kaliumoxalat	0,62 g	8,8 g	30	112	85	94
K_2	Äthylenglykol	1,17 cm^3	8,25 cm^3	7	204	54	98
K_3	1,2-Propylenglykol	8,54 cm^3	222,0 cm^3	150	124	65	91
K_4	Methylglykol	1,4 cm^3	2,8 cm^3	11	107	63	85
K_5	Mesoxalsäure + Harnstoff	1,0 g Mesoxalsäure + 2,0 g Harnstoff	10,0 g 20,0 g	15	133	62	97

Eindruck von den individuellen Blutzuckerschwankungen zu bekommen. Die Blutentnahme erfolgte in der Regel von der Randohrvene. Beim gesunden Tier läßt sich so sehr leicht Blut gewinnen, beim vergifteten machte die Blutentnahme häufig Schwierigkeiten: Die peripheren Venen waren kollabiert; so mußte vereinzelt die Herzpunktion vorgenommen werden.

Der durchschnittliche Blutzuckerwert bei der gesunden gefütterten Katze lag bei 60—125 mg-%, meistens zwischen 70 und 90 mg-%. Der Blutzucker wurde nach HAGEDORN-JENSEN bestimmt. Einzelheiten bei WAGNER. In der A-Reihe wurde auch der A-Nachweis nach der Methode von KARRER, KOLLER und STUERZINGER versucht.

Histologische Technik: Die durch Sektion unmittelbar nach dem Tode gewonnenen Organstücke wurden in 10%igem neutralem Formalin, absolutem Alkohol, nach ZENKER, BOUIN, BLOOM und BOWIE fixiert, an

belle 11.

Pathologisch-anatomischer Befund	Bemerkungen
Akute nekrotisierende Nephrose mit Oxalatinfarkten, Harnkanälchenepithelregenerate, hyaline Cylinder, Hyperämie, Papillenödem. — Trübe Schwellung der Leberepithelien, Leberödem; scholliger Zerfall von Herz- und Skeletmuskel; Pankreas, NN und HVL ohne Besonderheiten	Albuminurie, keine typische Blutzuckerkurve, kein Harnzucker; Dekapitation
Zellhydrops einzelner LANGERHANSscher Inseln und Inselzellkerndegeneration; Nierenrindenepithelnekrosen, Verfettung der Hauptstückepithele, Oxalatinfarkte, trübe Schwellung von Herzmuskel und Leber, akute Zellerkrankung im Gehirn; geringgradige disseminierte lymphocytäre Infiltrate an Leptomeninx und Gefässen	Keine typische Blutzuckerkurve, kein Harnzucker, Albuminurie, Oxalaturie; Dekapitation
Hydropische Entartung der Epithele der äußersten Nierenrinde, starke Verfettung der Hauptstückepithele; trübe Schwellung von Herzmuskel und Leber; akute Zellreizung im Gehirn; an Pankreas, NN und HVL keine Besonderheiten; Nematodenbefall der Lungen, rheumatoide Myocarditis	Keine typische Blutzuckerkurve; Dekapitation
Hydrops zahlreicher peripher gelegener Inselepithele im Pankreas, einzelne zentrale, hyaline Inseldegenerate und feinkörnig-grieselige Ergußmassen; hydropische Entartung der Nierenrindenepithele; Leberödem und trübe Schwellung; Pulpaödem der Milz; akute Zellerkrankung im Gehirn; wachs artige Degeneration des Skeletmuskels	Keine typische Blutzuckerkurve, kein Harnzucker; Dekapitation
Hydropische Entartung der Nierenrindenepithele, Verfettung, staubförmige Glykogenablagerung im Bereich der Hauptstückepithele; trübe Schwellung von Herzmuskel und Leber; Pulpaödem der Milz; primäre Zellreizung im Gehirn	Keine typische Blutzuckerkurve, kein Harnzucker, Albuminurie; Dekapitation

Gefrier- und Paraffinschnitten mit HE, Scharlachrot, v. Gieson, HEIDENHAINS Azanfärbung, BESTS Carminfärbung dargestellt, und einige Male histochemisch (BIRCH-HIRSCHFELD) untersucht. Das Pankreas wurde außerdem nach BENSLEYS Originalmethode und nach TERBRÜGGEN gefärbt und nach GROS-SCHULTZE versilbert. Das Gehirn wurde nach NISSL gefärbt. Für die Routineuntersuchung des Pankreas hat sich uns die Azanfärbung am meisten bewährt. Sie ist, auch nach den neuesten Ergebnissen von TERBRÜGGEN, an ganz frischen Organen gut brauchbar.

b) Neue Glykolversuchsreihe (Tabelle 11).

An den Anfang unserer eigentlich auf die Prüfung der A- und Glyoxalwirkung abgestellten Untersuchungen wurde noch einmal eine Vergiftung mit Kaliumoxalat und verschiedenen Glykolen gestellt, um unmittelbare

Vergleichswerte hinsichtlich der Blutzuckerschwankungen zu erhalten. Die Tiere wurden gemäß der auf S. 6 angegebenen Methode peroral vergiftet. Es wurde sodann eine Vergiftung mit Mesoxalsäure und Harnstoff angeschlossen. Das erschien als Vorbereitung für die A-Reihe nicht unbegründet, weil ja A als aus Mesoxalsäure und Harnstoff zusammengesetzt gedacht werden kann (Mesoxalylharnstoff). Im übrigen wurde ein weiteres Tier 29 Tage lang nur mit Mesoxalsäure (und zwar 20mal je 1 g in wäßriger Lösung) i.p. behandelt. Außer einer vorübergehenden Albuminurie konnten wir keine Besonderheiten feststellen. Insbesondere fehlten auffällige Blutzuckerschwankungen vollständig. Das Tier wurde daher am Leben belassen.

Ergebnis der neuen Glykolreihe. Die pathologisch-anatomischen Befunde entsprechen denen im I. Teil. Allein Äthylenglykol verursacht nennenswerte Blutzuckerschwankungen, aber niemals eine länger anhaltende Hyperglykämie. Die Pankreasveränderungen nach Äthylenglykolvergiftung sind zwar uncharakteristisch, aber stark genug, um nicht übersehen zu werden. Bemerkenswert sind die Pankreasdegenerationen nach Vergiftung mit Methylglykol. Sie können nicht ohne weiteres von denen nach A-Vergiftung unterschieden werden. – Man beachte die starke Reizung des Gehirnes durch Äthylenglykol, sowie die Entartung von Herz- und Skeletmuskulatur nach Kaliumoxalat- und Methylglykolvergiftung. — Mesoxalsäure und Harnstoff erwiesen sich bei gemeinsamer Verabfolgung als einigermaßen harmlos, es wurden jedenfalls keinerlei alloxanähnliche Effekte erzielt.

c) Alloxanreihe (Tabelle 12).

A wurde in schwach saurer, wäßriger Lösung teils durch Magensonde gegeben, teils intraperitoneal injiziert. Die A-Vergiftung wurde stets am nüchternen Tier vorgenommen. Bei 2 Tieren wurde versucht, das A im Blutserum nach der Methode von KARRER, KOLLER und STUERZINGER nachzuweisen. Sie ist im deutschen Schrifttum nicht angegeben; ich lasse daher eine kurze Schilderung des Arbeitsganges folgen:

1 cm^3 des auf A zu untersuchenden, durch Herzpunktion gewonnenen Blutserums wird im Reagenzglas mit 0,5 cm^3 verdünnter Salzsäure (1:20) und 1 cm^3 einer 250 γ enthaltenden Lösung von n-Methyl-o-phenylendiaminhydrochlorid versetzt. Das Gemisch bleibt 24 Std bei Zimmertemperatur stehen. Es kann dabei zu einer von Eiweißflocken durchsetzten Gallerte erstarren; das hat für die weitere Untersuchung keine Bedeutung. Das Gemisch wird dann mit destilliertem Wasser aufgefüllt und verdünnt und in einen Chloroformextraktionsapparat für Flüssigkeiten, in dem die wäßrige Schicht etwa 10 cm hoch stehen soll, abgespült. Jetzt wird die Extraktion mit Chloroform für etwa 1 Std Dauer angeschlossen. Dabei reißen die durch die wäßrige Phase laufenden Chloroformtropfen etwas Eiweiß in Form von Schaum mit. Dieses ballt sich im Kölbchen zu einem kleinen Klumpen zusammen, von dem die Chloroformlösung leicht abgegossen werden kann. Die Apparatur ist während der Arbeit vor Licht zu schützen. Nach der Extraktion wird der Chloroformauszug auf 2 cm^3 ein-

gedampft, eventuell mit einem Korn Calciumchlorid getrocknet und hinsichtlich der Farbe mit einer genau gleichbehandelten Blindprobe unter der Ultraviolettlampe verglichen. Das Extrakt aus Blutserum ohne A zeigt eine schwach blaue Fluorescenz, bei Gegenwart von A eine grünstichige bis gelbgrüne Fluorescenz (jeweils der Konzentration entsprechend).

Diese Methode gestattet den A-Nachweis bis zu 10 γ/cm^3, insofern folgende Bedingungen erfüllt sind: Das Serum soll frisch und von klarer gelber Farbe sein, auch die Lösung von n-Methyl-o-phenylendiaminhydrochlorid muß frisch bereitet werden. Der sich bildende Farbstoff ist das 9-Methyl-Isoalloxazin. — Um etwas über die Menge des nachgewiesenen A aussagen zu können, ist man auf den Vergleich mit der Fluorescenzintensität definierter Lösungen angewiesen. WAGNER hat bei den Tieren L_1 und L_2 im Vergiftungsversuch, aber auch im Vergleichsexperiment in Wasser, Rinder- und Katzenserum, denen man eigens A zugesetzt hatte, dieses durch die leicht grünliche Fluorescenz nachweisen können.

Ergebnis der Alloxanreihe. Die perorale und intraperitoneale A-Vergiftung verursachen parenchymatöse Degenerationen an Leber, Niere, Herz- und Skeletmuskel. Am Pankreas finden sich die von früheren Untersuchern im einzelnen ausgearbeiteten Veränderungen der LANGERHANSschen Inseln. Ich fand praktisch keine Schädigung am exokrinen Apparat. Im Bereich der Inseln sind die bekannten Inselzellausfälle durchaus nicht mit der Häufigkeit und Regelmäßigkeit zu finden, wie man das auf Grund des Literaturstudiums anzunehmen geneigt ist. Die Degenerate der Inseln liegen blande im Gewebe. Stärkere akute Zirkulationsstörungen oder entzündliche Reaktionen fehlen. Am Hirnstamm sind nur uncharakteristische Prozesse im Sinne von primärer Zellreizung, Hirnödem usw. nachweisbar. HVL und NN zeigen keine charakteristischen Veränderungen. In den Fällen, in denen eine stärkere und etwas länger dauernde Hyperglykämie vorhanden ist, findet man an der Peripherie der Leberläppchen deutliche Glykogenablagerung im Protoplasma der Epithelien. Herz- und Skeletmuskel sind wechselnd stark geschädigt, teils im Sinne von einfacher Schwellung und Quellung des Sarkoplasma mit Ödem des Interstitiums, teils im Sinne wachsartiger Degeneration.

d) Glyoxalreihe (Tabelle 13).

Es wurden 20 Tiere unter verschiedenen Bedingungen (peroral, subcutan, intraperitoneal und intrakardial) mit Glyoxal vergiftet. Dieses wurde in 10%iger wäßriger saurer Lösung aufbewahrt, um eine Zersetzung zu vermeiden. Das Glyoxal wurde von Fall zu Fall, und zwar unmittelbar vor der Vergiftung teils neutralisiert, teils schwach sauer belassen. In letzterem Fall schien die Giftwirkung heftiger zu sein. In Übereinstimmung mit FISCHLER erwies es sich als unmöglich, eine auch nur schwach saure Lösung i.v. zu injizieren. Die Tiere zeigen auch bei schonendster Behandlung und

Ta-

Nr. des Tieres	Durchschnittliches Körpergewicht kg	Alloxanmenge		Versuchsdauer in Tagen	Blutzucker in mg-%		
		Durchschnittliche Einzeldosis mg	Absolute Gesamtmenge mg		Höchster Einzelwert	Tiefster Einzelwert	Mittelwert
L_1	2,5	450 i.p.	900 i.p.	7	230	104	150
L_2	2,3	216 i.p.	1300 i.p.	15	177	70	121
L_3	2,25	110 p.o.	220 p.o.	15	170	77	107
L_4	1,9	800 s.c.	4000 s.c.	32	243	65	117
L_5	2,07	950 i.p.	3800 i p.	9	222	72	126

belle 12.

Pathologisch-anatomischer Befund	Bemerkungen
In den LANGERHANSschen Inseln unregelmäßige Zellausfälle, Ausbildung kleiner hyaliner Scheiben, Hydrops der randständigen Inselepithele; hydropisch-vacuoläre Degeneration der Nierenrindenepithele, Papillenödem, unregelmäßige Epithelverfettung. Leberödem und hydropische Entartung zahlreicher Leberepithelien; Pulpaödem der Milz; Gehirn, Nebennieren und Hypophyse ohne Besonderheiten	Dreiphasenblutzuckerkurve, Blutzuckerabfall am Tage nach 1. Injektion; nach 2. Injektion keine initiale Hyperglykämie; Alloxan im Blutserum! — Nekrose am Einstich; Dekapitation
In einzelnen großen LANGERHANSschen Inseln zentrale Zellausfälle, verdämmernde β-Zellen, Pyknose und Zellzerfall; zentrale hyaline Scheibenbildung; Nierenrindenepithelhydrops und -verfettung; hyaline Cylinder; trübe Schwellung der Leberepithelien, Leberödem, periphere Läppchenglykogenablagerung; Gehirn, NN und HVL ohne wesentlichen Befund	Keine typische Blutzuckerkurve; A im Serum! — Nekrose am Einstich. — Klinisch unbemerkte Pseudotuberkulose der Lungen
Nur in einzelnen großen LANGERHANSschen Inseln zentrale Zellausfälle und hyaline Scheibenbildung; übrige Inseln regelrecht; einzelne Nierenrindenepithelnekrosen, sonst vacuoläre Degeneration und trübe Schwellung; Schwellung und Quellung der Glomeruluscapillaren; starke trübe Schwellung der Leberepithelien, Dissoziation der Epithelreihen, Ödem; feinkörnige intraprotoplasmatische Glykogenablagerung in der Läppchenperipherie; Pulpaödem der Milz; primäre Zellreizung im Gehirn; akute katarrhalische Gastritis; NN und HVL ohne Besonderheiten	Keine typische Blutzuckerkurve, kein Harnzucker, Todesursache hepatorenale Insuffizienz
Einzelne mit Eosin schwach rot angefärbte, zentral gelegene Inselzellausfälle und Scheibchenbildung, Abscheidung körnig-grieseliger Massen in der Inselmitte, schlechte Kernfärbbarkeit der erhalten gebliebenen Inselzellen (auch der α-Zellen ?). — Hydropisch-vacuoläre Degeneration der Nierenrindenepithelien, einzelne Nekrosen, Schwellung der Glomeruli, körnige Ergüsse in den Harnkanälchen, Verkalkung abgestoßener nekrotischer Epithelien; Leberödem, trübe Schwellung, Leberläppchennekrosen; fleckförmiges Pulpaödem der Milz; trübe Schwellung des Herzmuskels; Hirnödem, primäre Zellreizung; NN o.B.; vacuolige Umwandlung der Hauptzellen des HVL	Typische Dreiphasenblutzuckerkurve; Oligurie, Albuminurie, kein Harnzucker; Speichelfluß; Dekapitation
Vorwiegend in den großen LANGERHANSschen Inseln β-Zellnekrosen, Erbleichung der benachbarten mehr peripher gelegenen Inselzellen; vereinzelt Ausbildung zentral gelegener hyaliner Scheibchen; hydropisch-vacuoläre Nierenrindenepithelentartung, vereinzelt Nekrosen, hyaline Cylinder; Leberödem und trübe Schwellung; trübe Schwellung des Herzmuskels; NN und HVL keine Besonderheiten	Typische Dreiphasenblutzucker, kurve; kein Harnzucker; Oligurie, Albuminurie; Dekapitation

Ta-

Nr. des Tieres	Gewicht in kg		Glyoxalmenge in cm^3		Applikationsart	Versuchsdauer in Tagen	Blutzucker in mg-%		
	Anfang	Ende	Durchschnittliche Einzeldosis	Absolute Gesamtmenge			Höchster Einzelwert	Tiefster Einzelwert	Durchschnittlicher Mittelwert
M_1	2,1	1,3	3,9	19,6	peroral	13	179	72	125
M_2	3,07	2,8	0,62	5,0	2 × p.o. 6 × i.p.	11	151	65	92
M_3	2,5	2,1	1,5	6,0	intraperitoneal	6	156	80	120
M_4	2,4	2,4	3,0 in 40 phys. NaCl	3,0	subcutan	2	193	84	122,5
M_5	2,6	2,5	3,0 in 40,0 phys.NaCl	3,0	subcutan	2	152	50	98,2
M_6	2,1	2,1	1,5 in 15 phys.NaCl	1,5	intrakardial	5 min	121	71	91,6

belle 13.

Pathologisch-anatomischer Befund	Bemerkungen
Sehr starkes Ödem des ganzen Pankreas, auch der Inseln, einzelne Inselzellausfälle; Nierenrindenepithelnekrosen, Oxalatinfarkte; Leberläppchennekrosen; hyalintropfige Entartung des Herzmuskels, wachsartige Degeneration des Skeletmuskels; Hirnödem	Tendenz zur Hyperglykämie; Tod an hepatorenaler Insuffizienz; Glucosurie, Albuminurie, Oxalaturie
Im ganzen nur wenig Inseln nachweisbar, Ödem und einzelne Zellausfälle, Lückenbildungen im Inselzellgefüge; hydropisch-vacuoläre Degeneration der Nierenrindenepithele; Papillenödem; Dissoziation der Leberepithelreihen; Pulpaödem der Milz; Hirnödem; HVL und NN o. B.	Keine typische Blutzuckerkurve; bei peroraler Vergiftung starkes Erbrechen; Dekapitation, kein Urin
Sehr starkes Ödem der Inseln und des periinsulären Bindegewebes, Abscheidung feinkörnig-grieseliger Massen, Zellausfälle, Abblassung der gesamten Inselzellgarnitur („Erbleichung"); hydropische Nierenrindenepithelentartung; Schwellung der Glomeruli, unregelmäßige Verfettung der Hauptstückepithele; Leberödem; trübe Schwellung des Herzmuskels; wachsartige Degeneration der Skeletmuskulatur; primäre Zellreizung im Hirnstamm, Hirnödem, zarte Zellinfiltrate in der Umgebung kleiner Rinden- und Hirnhautgefäße; HVL und NN o. B.	Tendenz zur Hyperglykämie; am letzten Tag 20 E Insulin s.c., geringe Blutzuckersenkung; Tod durch Atemlähmung, kein Urin
Sehr starkes Ödem der Inselzellen, einzelne Zellausfälle, Abscheidung „hyaliner" Massen in den Inselzentren; hydropische Entartung der Nierenrindenepithele; Pulpaödem der Milz; primäre Zellreizung im Gehirn; trübe Schwellung und vereinzelt scholliger Zerfall von Herz- und Skeletmuskulatur	Höchster Blutzuckerwert 3 Std nach Injektion, Versuch durch 10 E Insulin (LILLY), Tier zu erhalten mißlingt; kein Harnzucker; Atemlähmung
In den Zentren der Inseln reichlich viel „hyaline" Scheiben und Zellausfälle, Kerndegeneration, Hydrops der peripheren Inselzellen; Nierenrindenepithelnekrosen, systematisierte Verfettung der erhalten gebliebenen Hauptstückepithelien; Leberödem, reichlich Kernglykogen; Pulpaödem der Milz; trübe Schwellung des Herzmuskels, wachsartige Degeneration der Skeletmuskulatur; akute Zellerkrankung im Gehirn	2 Std nach Injektion höchster Blutzuckerwert (140); am nächsten Tag spontane Hyperglykämie (152); trotz Insulin keine Erholung; Apathie, Somnolenz; kein Harnzucker; Dekapitation
Völlig regelrechtes exokrines Pankreasparenchym, starkes Ödem der Inseln, Hydrops der peripheren Inselepithelien, „Erbleichung", einzelne	Tod 5 min nach Injektion, Herzpunktion ganz regelrecht;

Tabelle 13.

Nr. des Tieres	Gewicht in kg		Glyoxalmenge in cm³		Applikationsart	Versuchsdauer in Tagen	Blutzucker in mg-%		
	Anfang	Ende	Durchschnittliche Einzeldosis	Absolute Gesamtmenge			Höchster Einzelwert	Tiefster Einzelwert	Durchschnittlicher Mittelwert
M_7	2,3	2,3	3,0	3,0	intraperitoneal	3 Std	182	90	136
M_8	2,5	2,4	4,0	16,25	2 × p.o. 1 × s.c. 1 × i.p.	3	161	81	131
M_9	3,65	3,6	3,3	10,0	subcutan	7	171	77	132
M_{10}	5,0	4,8	4,5 sauer	18,0	subcutan	8	193	85	137
M_{11}	3,0	2,15	2,83 sauer	8,5	subcutan	5	157	68	107

(Fortsetzung.)

Pathologisch-anatomischer Befund	Bemerkungen
zentrale Inselnekrosen! — Hydropische Entartung der äußeren Nierenrindenepithelien, sonst trübe Schwellung; akute Lungenblähung, fleckförmige Ausblassung der Herzmuskelfasern; NN und HVL o. B.	Blutzuckeranstieg um 50 mg-% ist eventuell durch reduzierende Glyoxalwirkung vorgetäuscht; kein Harn; Atemlähmung
Nur geringgradiges Ödem des Inselbindegewebes, Hydrops einiger Inselepithelien, trübe Schwellung des exokrinen Pankreas; starke trübe Schwellung der Nierenrindenepithelien, eiweißreiche Kanälchenergüsse, Leberödem und trübe Schwellung; Pulpaödem der Milz; trübe Schwellung und wachsartige Entartung von Herz- und Skeletmuskulatur; akute Zellerkrankung der Hirnstammganglien	Blutzuckeranstieg um rund 80 mg-% im Laufe einer Stunde nach Erreichung von 182 mg-%; Injektion von 5 cm^3 Traubenzucker i.c. und Sympatol; Tod im Kollaps, kein Urin
In den Inseln einzelne hyaline Scheibchen, Zellausfälle und Zellhydrops; einzelne Nierenrindenepithelnekrosen, eiweißreiche Ergußmassen in den Harnkanälchen; Leberödem und Dissoziation; trübe Schwellung des Herzmuskels; Hirnödem; Nematodenbefall der Lungen	Kontinuierlicher Blutzuckeranstieg, Glucosurie, Albuminurie, Sed. o. B., Tod im Kreislaufkollaps
Ödem des Inselbindegewebes, Inselzellhydrops, Zellausfälle, einzelne Nekrosen, Erhaltung der silberreduzierenden Inselzellen; hydropische Entartung der Nierenrindenepithelien, Oxalatinfarkte; trübe Schwellung und Ödem der Leber, staubförmige Glykogenablagerung in den v. KUPFFERschen Sternzellen; Trübung und Verfettung des Sarkoplasma von Herz- und Skeletmuskulatur; NN und HVL o. B. — Akute Bronchopneumonie	Jeweils nach Glyoxal Blutzuckeranstieg, vom 3. Tage an Traubenzucker per os zwecks Auffüllung der Glykogenbestände; im spärlichen Harn reichlich Eiweiß; Dekapitation
Hyperämie und Ödem der Inseln, schlechte Färbbarkeit der Inselzellen, Zellhydrops, reichlich Zelluntergänge, Lückenbildung, feine Ergüsse im Inselbindegewebe; Nierenrindenepithelnekrosen und ausgedehnte hydropische Entartung, Oxalatablagerung; stärkeres Leberödem, trübe Schwellung und Zerfall von Herz- und Skeletmuskulatur; akute und schwere Zellerkrankung im Hirnstamm	Typische Dreiphasenblutzuckerkurve, Oligurie, Oxalaturie, Albuminurie, kein Harnzucker, allgemeiner Hydrops anasarka, Kollaps; Dekapitation
Leichter Hydrops der Inselepithelien des Pankreas, wenig Zellausfälle, keine Lückenbildungen; hydropische Entartung der Nierenepithelien, Oxalatinfarkte; trübe Schwellung und Ödem der Leber; NN und HVL o. B.	Vor Beginn der Vergiftung 7 Tage lang reichlich Traubenzukker per os; nach Vergiftung typische Dreiphasenkurve, Oligurie; Dekapitation

Tabelle 13.

Nr. des Tieres	Gewicht in kg		Glyoxalmenge in cm^3		Applikationsart	Versuchsdauer in Tagen	Blutzucker in mg-%		
	Anfang	Ende	Durchschnittliche Einzeldosis	Absolute Gesamtmenge			Höchster Einzelwert	Tiefster Einzelwert	Durchschnittlicher Mittelwert
M_{12}	2,45	2,10	2,88 $p_H = 6$	11,5	subcutan	4	221	80	141
M_{13}	3,0	2,85	6,0 $p_H = 6$	6,0	subcutan	4	158	65	114
M_{14}	2,30	2,30	4,6 $p_H = 6$	4,6	subcutan	6 Std	218	71	151
M_{15}	2,25	2,25	4,0 $p_H = 6$	8,0	intraperitoneal	2	230	66	125
M_{16}	1,85	1,85	3,7 $p_H = 6$	3,7	intraperitoneal	6 Std	284	76	170

(Fortsetzung.)

Pathologisch-anatomischer Befund	Bemerkungen
Vorwiegend an den großen LANGERHANSschen Inseln Zelluntergänge, Lückenbildung und Zellhydrops; hydropische vacuoläre Entartung auch einiger Läppchen des exokrinen Gewebes; Nierenrindenepithelnekrosen, Oxalatablagerung in der Papille; Dissoziation der Leberzellreihen, Ödem und trübe Schwellung; NN und HVL keine Besonderheiten	Typische Dreiphasenkurve des Blutzuckers, Oliguria, Albuminurie, Oxalaturie; kein Harnzucker; Gefäßkollaps, Dekapitation
Hyperämie der Inselgefäße, Schwellung und Quellung der Wände der Inselcapillaren, einzelne zentrale Inselzellnekrosen; Calciumoxalatkonkremente ganz vereinzelt im Bindegewebe des exokrinen Parenchyms; Dissoziation der Leberläppchen, trübe Schwellung, Ödem; Niere hyalintropfige Entartung der Rindenepithelien, Schwellung der Glomeruli, Kapselergüsse, Oxalate in den ableitenden Harnkanälchen; primäre Zellreizung und akute Zellerkrankung im Hirnstamm; NN und HVL ohne Besonderheiten	Unregelmäßige Blutzuckerschwankungen, Glucosurie, Albuminurie, Hydrops anasarka, Atemlähmung
Hyperämie und Ödem der Inseln, Zellhydrops, Inselzelluntergang und Lückenbildungen im zentralen Inselzellbild; hyalintropfige Degeneration der Nierenrindenepithelien, geringe Verfettung, Papillenödem; Dissoziation der Leberzellreihen, Leberödem; Pulpaödem der Milz, trübe Schwellung des Herzmuskels; ausgedehntes Lungenödem; primäre Zellreizung im Hirnstamm; NN und HVL o. B.	Typische Dreiphasenkurve des Blutzuckers; im Harn 0,5 % Zucker, Spuren Eiweiß, im Sed. reichlich Oxalate; Speichelfluß; Todesursache: Lungenödem
Schwellung der Inselcapillarwände, Inselödem, Inselzellausfälle und Lückenbildung im Inselzellbild; trübe Schwellung und hydropische Entartung der Nierenrindenepithelien, Oxalatablagerung im Papillenbereich, Papillenödem; Leberödem, trübe Schwellung der Leberepithelien, nur geringe Glykogenbestände; Pulpaödem der Milz, Schwellung der Herzmuskelfasern; akute Zellreizung im Gehirnstamm; HVL und NN o. B.	Typische Dreiphasenkurve des Blutzuckers; Hydrops anasarka; Dekapitation
Ausgedehnte großartige Inselzellausfälle, hyaline Schollen zahlreicher Inseln, starker Hydrops der peripheren Inselepithelien; teils interstitielles Ödem, teils Epithelhydrops im exokrinen Parenchym; Hyalinose einzelner Pankreasarteriolen; sehr starke hydropische Degeneration der Rindenepithele, einzelne Epithelnekrosen; starkes Leberödem, Dissoziation der Leberepithelreihen,	Starker Blutzuckeranstieg (in 1,5 Std 180 mg-%), dann kontinuierlicher Abfall und Tod im Kreislaufkollaps; Anurie

Tabelle 13.

Nr. des Tieres	Gewicht in kg		Glyoxalmenge in cm³		Applikationsart	Versuchsdauer in Tagen	Blutzucker in mg-%		
	Anfang	Ende	Durchschnittliche Einzeldosis	Absolute Gesamtmenge			Höchster Einzelwert	Tiefster Einzelwert	Durchschnittlicher Mittelwert
M_{17}	2,50	2,40	3,75 $p_H = 6$	7,5	1 × i.c. 1 × i.p.	8	186	82	147
M_{18}	2,35	2,35	2,5 $p_H = 6$	2,5	intrakardial	2 min	—	—	—
M_{19}	2,0	2,0	2,0 $p_H = 6$	8,0	2 × i.c. 2 × i.p.	6	234	71	129
M_{20}	3,15	3,15	2,5 $p_H = 6$	5,0	2 × i.c.	2	151	115	139

langsamer Injektion eine auffallend heftige Schmerzempfindlichkeit. Die intrakardiale Einspritzung macht dagegen keine Schwierigkeiten, insofern die Kanüle streng im Herzinneren liegenbleibt. Bei nur geringfügiger Injektion in Herzbeutel und Mediastinum entsteht eine fibrinöse Entzündung mit ganz schlechter Heilungstendenz. Die sicherste Methode, verhältnismäßig große Glyoxalmengen zu applizieren, ohne die Tiere damit zu töten, ist die Infusion großer glyoxalhaltiger Flüssigkeitsmengen unter die Rückenhaut.

Ergebnisse der Glyoxalreihe. Die Glyoxalvergiftung entspricht in groben Zügen der Glykolvergiftung. Es finden sich nekrotisierende Nephrosen, teilweise mit Abscheidung von Cal-

(Fortsetzung.)

Pathologisch-anatomischer Befund	Bemerkungen
unregelmäßige Läppchenblutungen, Arteriolohyalinose; Follikelödem der Milz; Hirnödem; primäre Zellreizung; NN und HVL o. B.	
Deutliche Lücken- und „Scheiben"bildungen (sero-hyalinöse Abscheidungen), Zelluntergänge und Kerndegenerationen, Läppchenödem des exokrinen Pankreas; hyalintropfige Entartung der Harnkanälchenepithele, im Mark Oxalate; Leberödem; schlaffer Herzmuskel; Hirnschwellung; NN und HVL o. B.	Typische Dreiphasenkurve, Albuminurie, Kreislaufkollaps
Ödem des ganzen Pankreas, auch des exokrinen Teiles, Hyperämie, besonders starkes Inselödem, Verdämmerung einzelner zentral gelegener Inselzellen, Kerne schattenhaft, auch Kernentartungen (Pyknosen); einzelne Nierenrindenepithelnekrosen! Stärkerer Epithelhydrops, staubförmige Fettablagerung; reichlich Leberglykogen; Follikelödem der Milz; fleckige Ausblassung der Herzmuskelfasern; Blutstauung im Gehirn	Tod im Anschluß an Injektion; Blutzucker nicht bestimmt wegen reduzierender Glyoxalwirkung; Pankreas makroskopisch auffällig gerötet
Viele, aber nicht alle Inseln mit zentralen Eiweißgerinnseln versehen, Zellausfälle, seröse Ergüsse auch am Inselrand, Hydrops der erhalten gebliebenen Inselzellen, auch einzelner exokriner Läppchen; Nephrose vom I. Intensitätsgrad, Calciumoxalatablagerung an der Markrindengrenze; Leberödem; Ödem der Milzsinus	Keine Dreiphasenkurve des Blutzuckers, sondern kontinuierlicher Anstieg; Tod im Kreislaufkollaps
Schlechte Inselfärbbarkeit, Schwellung der Inselcapillarwände, Hydrops der benachbarten Epithele; Nephrose I. Grades, Ablagerung einzelner Oxalate; Ödem von Milzsinus und Pulpa	Kontinuierlicher Blutzuckeranstieg; Tod nach 2. Injektion im Kreislaufkollaps

ciumoxalat, wechselnd starke, teils mit scholligem Zerfall einhergehende Degenerationen von Herz- und Skeletmuskulatur, sowie Ganglienzellentartung im Gehirn. Hier finden sich nicht nur die Veränderungen der primären Zellreizung, sondern vereinzelt auch der akuten und schweren Zellerkrankung im Sinne von NISSL. Vereinzelt lassen sich auch entzündliche Reizzustände nachweisen. Am Pankreas fanden sich die wesentlichen Schädigungen an den Inseln. Hier überwiegt ganz entsprechend den Verhältnissen in der Niere die hydropisch-vacuoläre Degeneration. Daneben findet man die vom AD her bekannten Lückenbildungen im Inselzellgefüge, Zellausfälle, Kernpyknosen- und -zerfall und endlich kleine, mit Eosin schwach rot anfärbbare Ablagerungen. Sie sind zuweilen als „hyaline" Scheibchen sichtbar, liegen aber blande im Gewebe. Bei der akuten Glyoxalvergiftung ist das starke Ödem der Inselcapillarwände und ihrer Umgebung bemerkenswert. Das exokrine Parenchym zeigt manchmal Hydropsbildung der Acinuszellen und Ödem im Interstitium. An Nebenniere und Hypophyse konnten charakteristische Veränderungen nicht nachgewiesen werden.

5. Über Ähnlichkeiten und Unterschiede von Alloxan- und Glyoxalvergiftung.

a) Vergleich der morphologischen Befunde.

Die durch Vergiftung mit A und Glyoxal erzeugten Organveränderungen sind einander vielfach sehr ähnlich, in manchen Punkten aber auch verschieden. Ich lasse zunächst eine Gegenüberstellung der einzelnen Befunde folgen (Tabelle 14), entsprechend dem Vorgehen bei der Glykolvergiftung (Tabelle 9). Es gelten hier die schon dort erörterten Richtlinien für die Bewertung der Organveränderungen und ihre Einschränkungen. Darüber hinaus könnten jetzt Bedenken laut werden, ob die kleine Zahl unserer A-Versuche eine Abstraktion allgemeiner Befunde gestatten würde. Wir glaubten, weil der AD an sich gut durchgearbeitet ist, für diese Versuche weniger, für die Glyoxaluntersuchung, die etwas wirklich Neues darstellt, aber um so mehr der zur Zeit kostbaren Versuchstiere ansetzen zu sollen.

Tabelle 14.

Giftart	Pankreas		Nieren	Leber	Milz	Herzmuskel	Gehirn	Bewertung
	endokrines Parenchym	exkrines Parenchym						
Alloxan	+++	0	++	++	+	++	+	11
Glyoxal	++	+	+++	++	+	++	++	13

Vorstehende Tabelle gewährt einen groben Überblick über die pathologische Leistung beider Gifte in morphologischer Hinsicht. Der Umstand, daß die Schädigung des exokrinen Pankreasgewebes durch A mit O bezeichnet wurde, ist aus unseren eigenen Erfahrungen mit A zu verstehen. HOUSSAY hatte ja häufiger Nekrosen auch im acinären Pankreasanteil nach A-Vergiftung gesehen. – Man kann im großen ganzen sagen, die Giftwirkung von A und Glyoxal ist von gleicher Größenanordnung.

Am Pankreas können beide Stoffe Schädigungen der Inseln setzen. Ich habe aber den Eindruck, daß die Inselzellschäden durch A regelmäßiger erzielt werden können und mit größerer Konstanz an den β-Zellen lokalisiert sind. Nach Glyoxalvergiftung kann das Ergebnis durchaus entsprechend sein, es braucht es aber nicht. Die Abb. 4 und 5, sowie 6 und 7 zeigen Gegenüberstellungen von Inselbefunden nach A- und Glyoxalvergiftung. Die Abb. 4 und 6 zeigen verschiedene Inseln der Katze L_5. In Abb. 4 sieht man eine Insel von mittlerer Größe mit verhältnismäßig wenig (18) kräftig dunkel gefärbten α-Zellen und verdämmerten β-Zellen. Die Begrenzung der Insel ist regelmäßig und deutlich, nennenswerte Kreislaufstörungen oder gar entzündliche Reaktionen sind nicht zu erkennen. Abb. 6 zeigt die entsprechenden Verhältnisse an einer größeren Insel des gleichen Pankreas. Die den Befunden nach A-Vergiftung vergleichsweise zur Seite gestellten Abb. 5 und 7 stammen von den Tieren M_{12} und M_{10}. Die Veränderungen in den Abb. 4 und 5, also die nach A- und Glyoxalvergiftung, sind wesensgleich. Das Inselzellbild in Abb. 7 ist ähnlich, aber durch die ausgiebigen Zellausfälle und den im rechten Inselabschnitt gelegenen Verödungsbezirk doch andersartig. Die Erklärung dafür ist in der längeren Vergiftungsdauer bei M_{10} zu erblicken. Veränderungen im Inselzellbild wie in Abb. 7 gelten häufig als typisch für die Folgen der A-Vergiftung (HUGHES; SHULTZ und DUKE). Nebenbei sei bemerkt, daß im Falle M_{10} sehr viele und meist große Inseln ähnliche oder noch stärkere frische Verödungen gezeigt hatten, wie die in Abb. 7 dargestellten.

Das exokrine Pankreasgewebe kann ganz unbeteiligt sein. In manchen Fällen findet man aber doch auch eine hydropisch-vacuoläre Degeneration der Acinusepithelien. Abb. 8 zeigt einen Ausschnitt aus einem Pankreasläppchen von M_{12}. Die Vacuolen führen offenbar eine stark wäßrige, wenig eiweißhaltige Flüssigkeit. Fett oder Glykogen konnten nicht nachgewiesen werden. Unsere Befunde stimmen mit denen von DUFF, MCMILLAN und WILSON überein.

Besonders eindrucksvoll sind die Pankreasveränderungen nach ganz akuter Glyoxalwirkung. Die Abb. 9, 10 und 11 sind dem Pankreas des Tieres M_6 entnommen. Abb. 9 zeigt ein deutliches

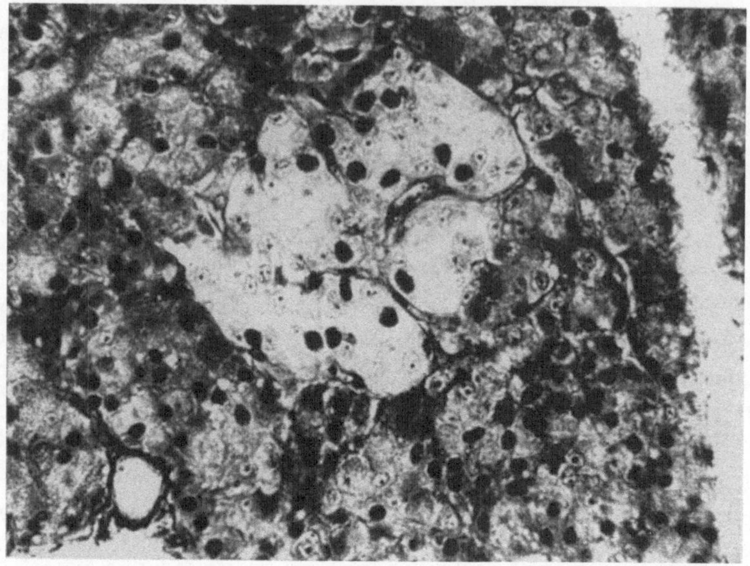

Abb. 4. Pankreas Katze L_5 (Alloxan): Mittelgroße LANGERHANSsche Insel; dunkel α-, hell β-Zellen; letztere verwaschen, ausgelaugt, fast nicht darstellbar; exokrines Gewebe intakt; Paraffin, Azan, Vergrößerung 1:480.

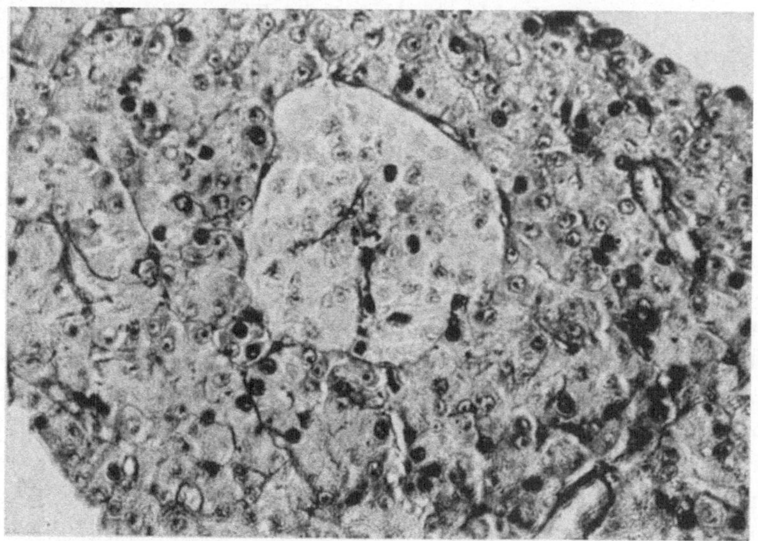

Abb. 5. Pankreas Katze M_{12} (Glyoxal): Befund und Technik entsprechen den Verhältnissen der Abb. 4.

Ödem im zarten pericapillären Bindegewebe und eine beginnende zentrale Inselverödung. Das Tier hatte die intrakardiale Glyoxalinjektion nur um 5 min überlebt. Die zentrale Inselzellverödung

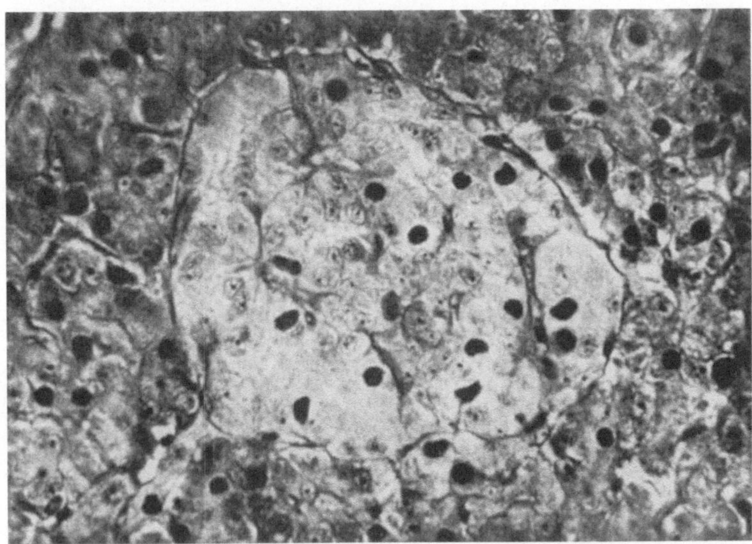

Abb. 6. Pankreas Katze L_5 (Alloxan): Große LANGERHANSsche Insel; gute Sichtbarkeit der α-, schlechte der β-Zellen; Paraffin, Azan, Vergrößerung 1:480.

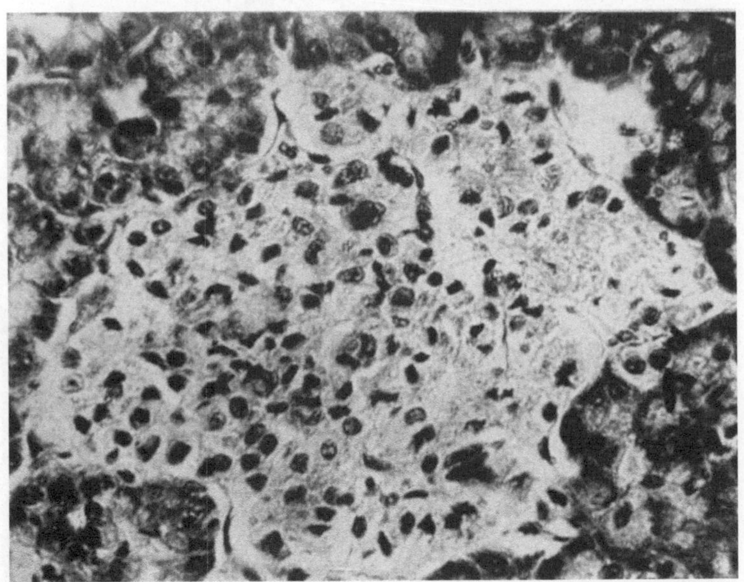

Abb. 7. Pankreas Katze M_{10} (Glyoxal): Große Insel mit unregelmäßigen Verödungsbezirken; verdämmerte β-Zellen und Abscheidung feinkörnig grieseliger Eiweißmassen, besonders im rechtsseitigen Inselfeld; α-Zellen dunkler gefärbt. — Paraffin, Färbung Azan, Vergrößerung 1:420.

ist frischer Natur. Die Zellen sind verdämmert, schattenhaft, die Konturen verwischt. Dagegen ist das exokrine Pankreasgewebe

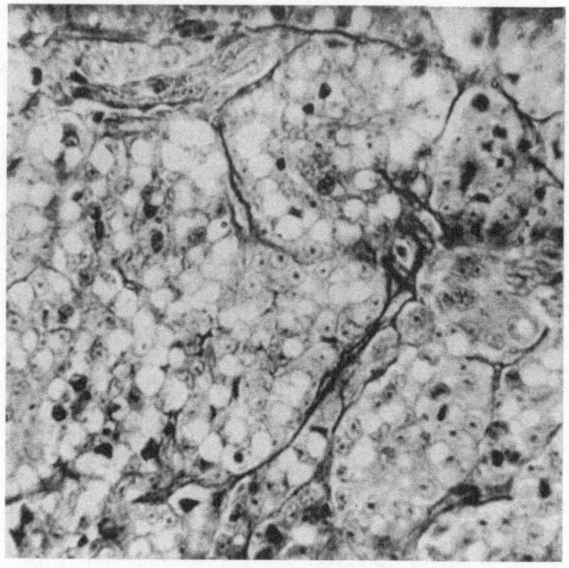

Abb. 8. Pankreas Katze M_{12} (Glyoxal): Exokrines Drüsengewebe, starker Epithelhydrops, Paraffin, Azan, Vergrößerung 1:480.

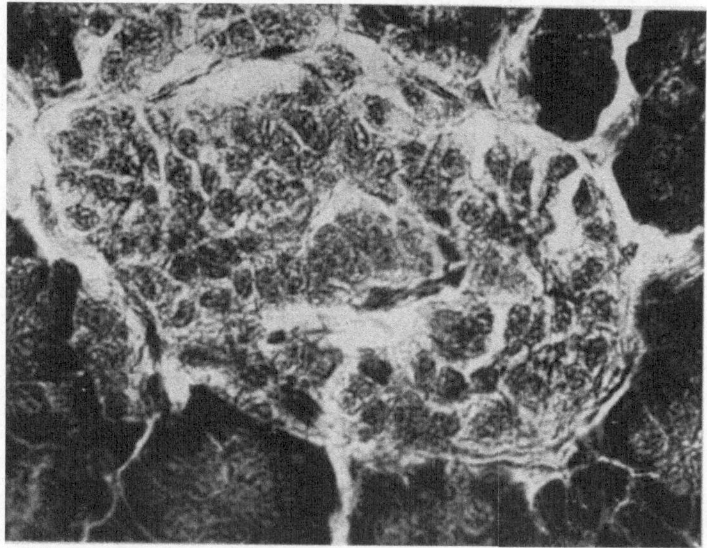

Abb. 9. Pankreas Katze M_6, akute Glyoxalwirkung: Zentraler Inselzellausfall; schlechte Färbbarkeit („Erbleichung") nahezu des ganzen Inselzellbestandes; Ödem des perikapillären Inselbindegewebes, gute Färbbarkeit des exokrinen Parenchyms, sowie der Capillarendothelkerne. Paraffin, HE, Vergrößerung 1:420.

ganz intakt geblieben. Die Abb. 10 und 11 zeigen einen besonders ausgesprochenen Inselzellhydrops. Derartige Befunde sind auch von

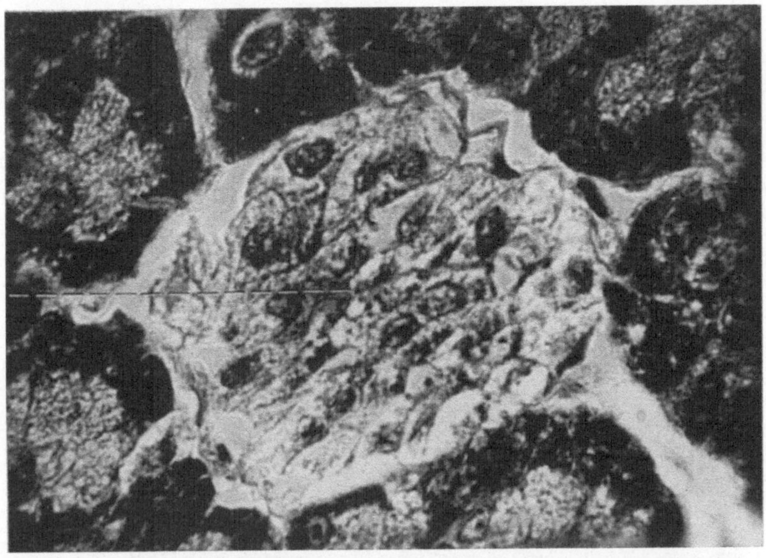

Abb. 10. Pankreas Katze M_6 (akute Glyoxalwirkung): Kleine Insel, starkes Ödem des Inselbindegewebes und der Inselepithelien; Schwellung und Verquellung aller Inselzellen; gute Erhaltung des exokrinen Drüsengewebes; Paraffin, Schnittdicke 4 μ, Azan, Vergrößerung 1:800. Hinweislinie auf verdämmerte Zellen im Inselzentrum.

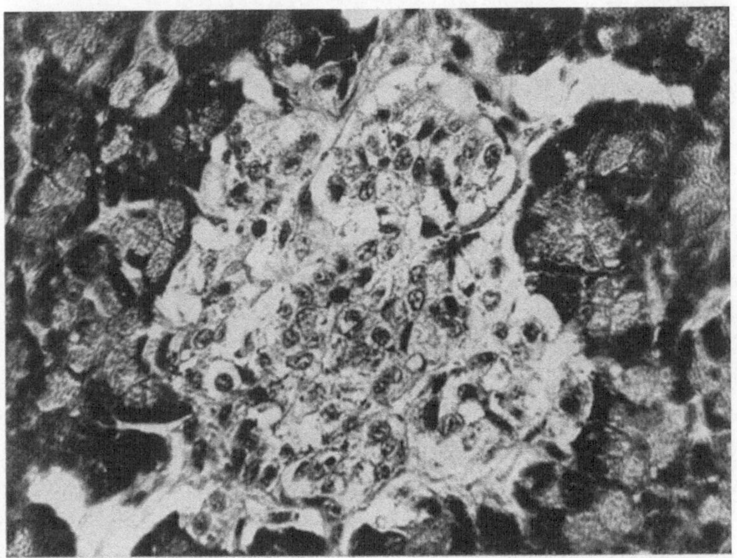

Abb. 11. Das gleiche Pankreas wie in Abb. 9 und 10; große Insel, starker Inselzellhydrops; Paraffin, Schnittdicke 6 μ, Azan Vergrößerung 1:480.

der akuten A-Wirkung her bekannt. Man darf sich vorstellen, daß der auf dem Blutwege herangebrachte Wirkstoff zunächst ein

Gefäßwandödem, dann einen Zellhydrops und schließlich bei vielen Zellen den Untergang verursacht. Einzelheiten über den zeitlichen Ablauf der Inselveränderungen nach A-Wirkung sind mir aus der Literatur nur in begrenztem Umfang bekanntgeworden (HUGHES). Man weiß nur, daß die A-Wirkung eine sehr prompte ist, und daß man schon wenige Minuten nach A-Injektion mit

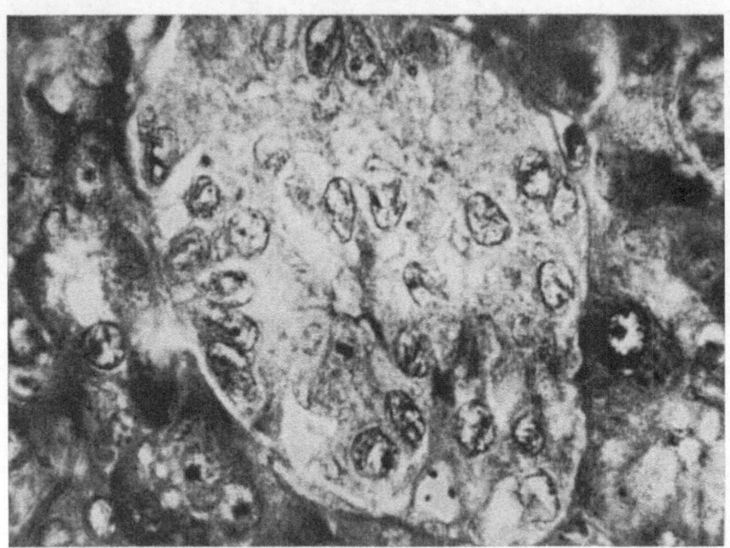

Abb. 12. Pankreas Katze M_{17} (kombinierte, d. h. intraperitoneale und intrakardiale, subakute Glyoxalwirkung): LANGERHANSsche Insel mittlerer Größe, schlechte Färbbarkeit aller Inselzellen, deutliche Lückenbildung, Zelluntergänge, Ödem. Paraffinschnitt, 4 μ, Azan, Vergrößerung 1:1000.

dem Auftreten von β-Zellnekrosen rechnen kann. — Die Verhältnisse bei der Glyoxalwirkung scheinen entsprechende zu sein.

Der Hydrops der Inselepithelien ist vom chirurgischen, vom APE-Diabetes und als Folge fortgesetzter Traubenzuckermedikation bekannt (GOLDNER und GOMORI; HOUSSAY; YOUNG). Man hätte also daran denken können, daß die von uns gesehenen Inselschäden nach Glyoxalvergiftung auf dem Wege über den HVL hätten zustande kommen können. Mit der Routineuntersuchung (Azan) waren aber gerade dort und in den NN keine sicheren pathologischen Befunde zu erheben. Ich halte daher eine wesentliche Beeinflussung des Inselapparates über den HVL im Falle der Glyoxalvergiftung nicht für wahrscheinlich. — In einem Falle (M_{13}) konnte im Zwischengewebe des exokrinen Pankreas die Ablagerung von kleinsten histochemisch als Calciumoxalate identifizierbaren Konkrementen nachgewiesen werden. — Inselregeneration, Mitosen der Inselzellen, acinoinsuläre Verbindungen, sowie nennenswerte Veränderungen am Bestande der Gangbaumzellen konnte ich nicht nachweisen. Die Abb. 12 und 13 zeigen weitere typische Glyoxaleffekte.

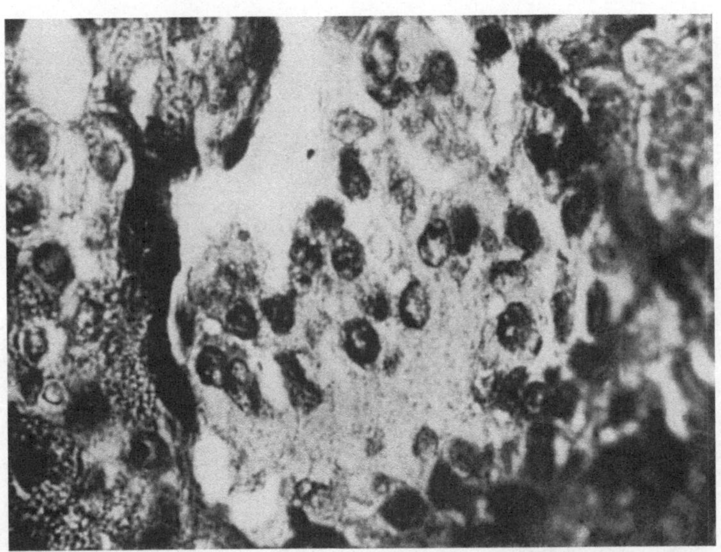

Abb. 13. Pankreas Katze M_{19} (ebenfalls kombinierte Glyoxalwirkung): LANGERHANSsche Insel nach 6tägiger Versuchsdauer. Ausgesprochenes Ödem im periinsulären lockeren Bindegewebe. Die Lückenbildung am linken oberen Bildrand gilt auch für den AD als typisch (also kein reines Kunstprodukt). Hydrops der erhalten gebliebenen Inselepithelien, große Lückenbildung im mittleren und unteren Inselabschnitt. Paraffin, Schnittdicke 6 μ, Färbung HE, Vergrößerung 1:1000.

An den Nieren fanden sich nach A- und Glyoxalmedikation die grundsätzlich gleichartigen Schädigungen. Beim Glyoxal konnte jedoch ein mengenmäßig leichtes Überwiegen des Zellhydrops gefunden werden. Abb. 14 und 15 zeigen je eine Harnkanälchengruppe nach Glyoxalvergiftung. Es geht daraus hervor, daß die Glyoxalnephrose offenbar der nach Äthylenglykolvergiftung sehr ähnlich ist. Bei stärkerer Vergrößerung finden sich reichlich viel hyaline Tropfenbildungen. Auf die Frage, ob sie als Folge einer Eiweißausscheidung durch die Glomeruli oder einer Abscheidung seitens der Tubulusepithelien aufgefaßt werden sollen (RANDERATH, FAHR, LAAS), kann ich heute nicht eingehen. Besonders an der Markrindengrenze werden häufig Calciumoxalatablagerungen sichtbar. Ohne Kenntnis der Versuchsbedingungen könnte wahrscheinlich niemand eine Nephrose nach Glyoxalvergiftung von einer solchen nach Vergiftung durch Kaliumoxalat oder Äthylenglykol unterscheiden. Allein die starke Ausbildung des Zellhydrops ist vielleicht etwas ausgesprochener nach Vergiftung mit Äthylenglykol und Glyoxal. Ich vermute, daß gerade der Zellhydrops auf die Glyoxalwirkung als Aldehydwirkung bezogen werden darf.

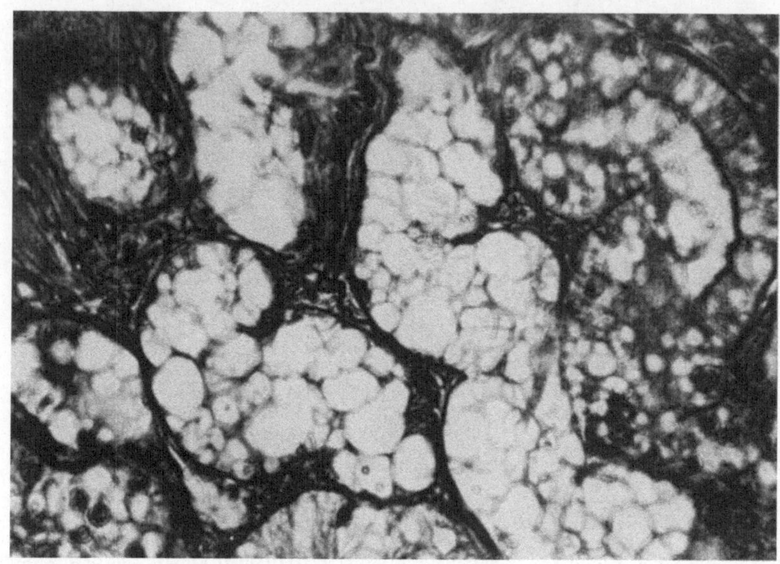

Abb. 14. Niere Katze M_{12} (Glyoxal): Harnkanälchengruppe aus Übergangsabschnitt; hochgradiger Epithelhydrops; Paraffin, Schnittdicke 6 μ, Azanfärbung, Vergrößerung 1:480.

Die übrigen Organveränderungen nach A- und Glyoxalbehandlung entsprechen im wesentlichen denen nach Vergiftung mit verschiedenen Glykolen. Auf die Gehirnbefunde und die Veränderungen der Muskulatur sei aufmerksam gemacht.

b) Vergleich der physiopathologischen Befunde.

So schwierig die histopathologische Beurteilung akuter toxisch bedingter Parenchymschäden am Pankreas auch ist (G. B. GRUBER), so eindrucksvoll gestaltet sich ein experimentelles Vergiftungsbild, wenn es, im ganzen gesehen, regelmäßige und somit charakteristische Funktionsstörungen nach sich zieht. So wie nämlich nach A-Vergiftung eine Blutzuckerkurve bestimmter Form entstehen kann, so ist es auch beim Glyoxal. Eine absolute Gesetzmäßigkeit im Ablauf der Blutzuckerschwankungen gibt es zwar bei beiden Vergiftungen nicht. In der überwiegenden Zahl der Beobachtungen entsteht aber sowohl nach A-, als auch nach Glyoxalvergiftung die bekannte Dreiphasenkurve der Autoren.

Abb. 16, 17 und 18 lassen 3 Blutzuckerkurven von typischem Verlauf erkennen. Hinsichtlich der Deutung der Dreiphasenkurve

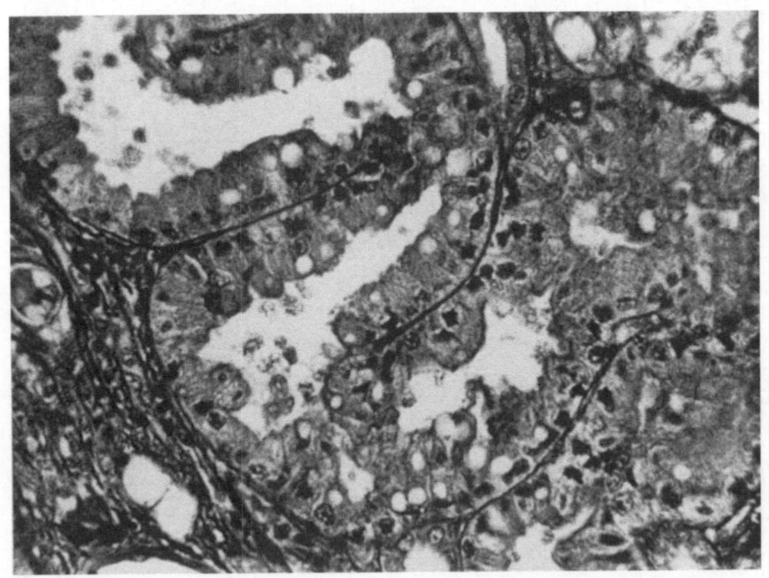

Abb. 15. Die gleiche Niere wie Abb. 14; Tubulus contortus I. Ordnung; hyalintropfige Degeneration nach Glyoxalvergiftung; Paraffin, Azan, Schnittdicke 6 μ, Vergrößerung 480mal.

verweise ich auf S. 51. Es ist nur bemerkenswert, daß wir in der A-Reihe keinen typischen AD erhalten haben. Das mag damit zusammenhängen, daß die Katze für den AD überhaupt weniger geeignet ist. Auch nach Glyoxalvergiftung haben wir niemals einen regelrechten Diabetes erhalten. Das mag teilweise den gleichen Grund haben[43]. Wahrscheinlich hängt das aber damit zusammen, daß das Glyoxal im allgemeinen stärkere Nieren- und Gehirnveränderungen verursacht. Bei der Nierenschädigung ist der Unterschied, abgesehen von der Oxalatablagerung, nicht so

[43] Tatsächlich sind die Blutzuckerkurven beim Kaninchen nach Glyoxalbehandlung eindrucksvoller. Wir haben uns zum Teil an anderer Stelle darauf bezogen (Doerr u. Bopp, Kuhn u. Quadbeck).

deutlich[44]. Auch Shipley und Beyer haben Versager beim AD auf eine stärkere Toxität des zur Anwendung gelangten Stoffes, auf stärkere Nierenschädigungen und auf eine etwaige besondere erhöhte

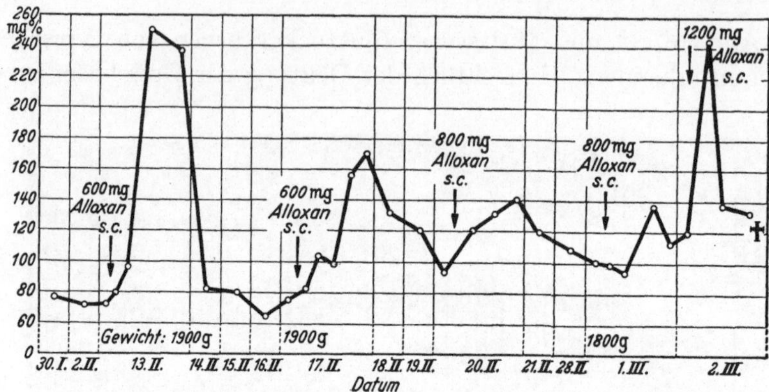

Abb. 16. Fortlaufende Blutzuckerkurve Katze L_4 (Alloxan). Die Kurve zeigt die Tendenz, nach Alloxangabe jeweils im Sinne des Dreiphasenablaufs zu reagieren. Kein typischer Diabetes (bei der Katze an sich nur schwer erhältlich).

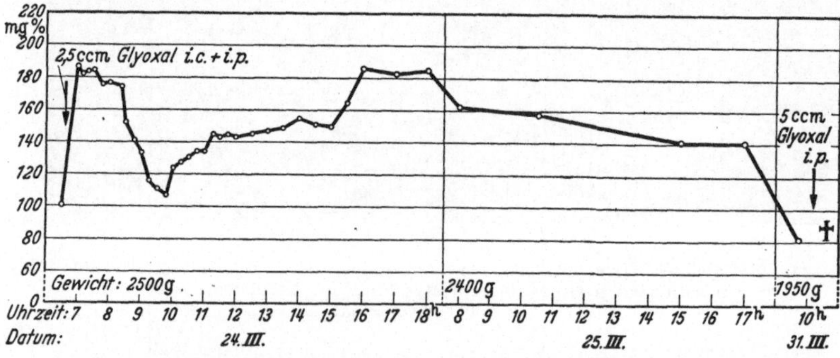

Abb. 17. Fortlaufende Blutzuckerkurve der Katze M_{17} (Glyoxal; also gleiches Tier wie in Abb. 12); Dreiphasenkurve; Das Absinken der Blutzuckerwerte erklärt sich wahrscheinlich durch die Auswirkung der sonstigen toxisch bedingten Organveränderungen.

Giftempfindlichkeit der Tiere bezogen. Grande Covian und de Oya haben ja besonders auf die Bedeutung der Niere für den AD hingewiesen. Ob nun die Nierenveränderungen nach Glyoxalauf-

[44] Wenn auch hydropisch-vacuoläre Degeneration und Epithelnekrosen der Nierenrinde nach A- und Glyoxalbehandlung so häufig und deutlich vorkommen und ausgebildet sind, daß ich im Zweifel war, ob ich in Tabelle 14 in der Spalte der Nierenschädigung +++ oder ++ einsetzen sollte, so ist die Glyoxalniere bei den verwendeten Dosen im ganzen doch wohl mehr geschädigt: Der Hydrops ist viel ausgedehnter; die Fahrsche Einteilung der Nephrosen nach Intensitätsgraden reicht für die feinere Abtönung des Nierendegenerationsbildes naturgemäß nicht recht aus.

nahme nicht geeignet sind, einen Diabetes zustande kommen zu lassen, wird sich schwer entscheiden lassen. Derartige Gedankengänge führen notwendigerweise zurück zu einer Diskussion der A- und Glyoxalwirkung. Gemäß unserer früheren Erörterungen gelten als stoffliche Faktoren der Alloxan-Gewebswirkung Fermente (Phosphatasen), prosthetische Fermentgruppen (Zink), Sulhydrilgruppen und am Inselapparat selbst die Insulinsynthese. Wie diese Faktoren ineinandergreifen, ist bis jetzt nicht genau bekannt.

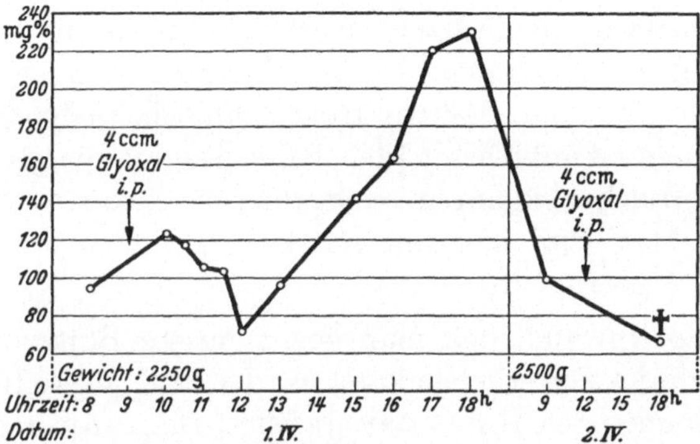

Abb. 18. Typische Dreiphasenblutzuckerkurve bei Katze M_{15} (subakute intraperitoneale Glyoxalwirkung). Bemerkenswert ist, daß die Glyoxalgabe am zweiten Versuchstag keine Blutzuckersteigerung zustande bringt; die Allgemeinintoxikation ist bereits zu weit fortgeschritten.

Beim Glyoxal liegen die Dinge kaum einfacher. Glyoxalase, Sulfhydrilgruppen (Gluthathion) und Antiglyoxalase gelten bis jetzt als bestimmende Elemente der Glyoxalwirkung. Es ist gut vorstellbar, daß Glyoxal ebenfalls die Phosphatasen hemmt, und daß die Glyoxalase von Metallionen beeinflußt wird. — Ich will damit zum Ausdruck bringen, daß bei A und Glyoxal ein ähnlicher Mechanismus der Gewebswirkung angenommen werden darf. Diese Vorstellung ergänzt die morphologischen Befunde sehr gut.

Der Nieren- und Pankreasschaden bei der Glyoxalvergiftung findet sogar eine plausible Erklärung durch die Beobachtungen der Biochemie: Die von Dakin und Dudley im Pankreas, von Platt und Schroeder in der Niere entdeckte Antiglyoxalase verhindert die dismutierende Tätigkeit der Glyoxalase in Pankreas und Nieren. Man kann sich vorstellen, daß dadurch Pankreas und Nieren stärkere Schäden durch Glyoxalwirkung erfahren können. Wie sich die gewebsschädigenden Vorgänge im einzelnen abspielen, ob hier auch eine Hemmung der phosphorylierenden Fermente vorliegt, ist meines Wissens bis jetzt nicht untersucht.

Ich hatte schon erwähnt, daß Glyoxal stärkere Gehirnschäden verursacht als A. Es muß daher gefragt werden, ob das Glyoxal die gezeigten Blutzuckerschwankungen nicht vielleicht auf zentralnervösem Wege auslöst. FISCHLER hatte ja die Blutzuckerreaktionen nach Glyoxalinjektion auf diese Weise zu deuten versucht. Ich möchte zunächst in diesem Punkte Zurückhaltung beobachten. A und Glyoxal scheinen vielmehr einen ähnlichen Wirkungsmechanismus zu besitzen. Beide erzeugen sehr ähnliche Blutzuckerkurven und Pankreasveränderungen. Es ist daher eher zu fragen, ob nicht vielleicht der Umstand, daß wir trotz zahlreicher Glyoxalversuche mit deutlicheren Pankreasschäden keine Dauerhyperglykämie bei der Katze erreichen konnten, zentralnervös bedingt oder mitbedingt ist[45]. Man wird hier nur Klarheit gewinnen können durch das weitere Experiment.

Ein Haupteinwand, den man gegen unsere Blutzuckerkurven nach Glyoxalinjektion erheben kann, ist der, daß unsere Blutzuckerwerte (bestimmt nach HAGEDORN-JENSEN) Scheinwerte, d. h. als Reduktionswerte gar nicht auf Traubenzucker, sondern auf die reduzierende Eigenschaft des Glyoxals zu beziehen sind. Wir haben uns bemüht, durch laufende Bestimmungen die Reduktionswerte von Tier- und Menschenblut zu erhalten. Einzelheiten sind bei WAGNER und KULDVERE niedergelegt. Wir sind zum gleichen Ergebnis gelangt wie auch SAKUMA: Danach handelt es sich nach Glyoxaleinspritzung mit überwiegender Wahrscheinlichkeit um echte Blutzuckerschwankungen und nicht um Scheinwerte, hervorgerufen durch langes Verweilen von Glyoxal im strömenden Blute. Schließlich ist es auch so, daß allenfalls der erste Anstieg der Blutzuckerkurve ein Scheinanstieg ist. Es ist undenkbar, daß zunächst das Glyoxal stundenlang im Blute kreist, dann verschwindet (Phase II der Kurve), um schließlich wieder in Erscheinung zu treten. Wir kennen auch Beobachtungen, bei denen nach Glyoxaleinspritzung kein Anstieg, sondern ein Blutzuckersturz erfolgte.

[45] Ich denke hierbei weniger an zentralnervöse Reizung im Sinne von Erregung, als an stärkere Reizung mit Lähmung. Die kurze Lebensdauer, der Tiere, der schnelle Verfall, die Kollapsbereitschaft und die gelegentlich notierte Atemlähmung scheinen mir in diesem Sinne zu sprechen. Es ist zu fordern, daß sowohl bei A-, als auch Glyoxalvergiftung viel sorgfältigere Untersuchungen von Hirn und Hirnstamm durchgeführt werden, als bis jetzt vorliegen oder mir selbst möglich gewesen sind.

Endlich ist es uns gelungen, in einigen Fällen den Harnzucker polarimetrisch zu bestimmen. Damit ist wohl sicher bewiesen, daß Zucker ausgeschieden und nachgewiesen wurde. Von einer falschen Blutzuckerkurve kann also nicht die Rede sein.

Vom AD her ist bekannt, daß die Inselschäden schon wenige Minuten nach der Injektion entstehen. Wir haben beim Glyoxal ganz Entsprechendes gesehen. Es ist daher anzunehmen, daß die Gewebsreaktionen nach Glyoxaleinspritzung schnell ablaufen und auch dadurch der Blutglyoxalspiegel gesenkt wird.

Endlich ist noch auf eine Bemerkung von STOLL einzugehen: Er glaubt, daß die Triketogruppe des A für die diabetogene Wirkung wichtig sei und sieht eine Stütze dafür in der Tatsache, daß das von ihm ebenfalls als diabetogen befundene Ninhydrin eine Triketogruppe besitzt (Triketohydrindenhydrat). Bei unserem anfänglichen Suchen nach den Stoffen, die von den Glykolen abstammen und eine pankreatotrope Wirkung besitzen könnten, – oder mit anderen Worten nach den chemischen Beziehungen zwischen Glykolen und Alloxan –, war uns die Hypothese von STOLL recht wertvoll: Man kann hier nämlich zwei Reihen von chemischen Körpern aufstellen, die konstitutionsmäßig miteinander verwandt sind, und von denen man möglicherweise eine ähnliche Wirkung erwarten darf:

Äthylenglykolreihe:

	∕H	
CH_2OH	C=O	COOH
|	|	|
CH_2OH	C=O	COOH
	∖H	
(Äthylenglykol)	(Glyoxal)	(Oxalsäure)

Propylenglykolreihe:

	∕H	
CH_2OH	C=O	COOH
|	|	|
CH_2	C=O	C=O
|	|	|
CH_2OH	C=O	COOH
	∖H	
(1,3-Propylenglykol)	(hypothetischer Triketokörper)	(Mesoxalsäure)

Ich hatte die Absicht gehabt:

1. Festzustellen, ob dem Dialdehyd („Diketo"-Körper, Glyoxal) grundsätzlich eine hyperglykämisierende Wirkung zukommt, und

ob auch andere Diketone (z. B. Diacetyl $CH_3 . CO . CO . CH_3$) Entsprechendes leisten und

2. einen dem hypothetischen Dialdehyd der 1,3-Propylenglykolreihe („Triketokörper", „Mesoxalyldialdehyd") entsprechenden Stoff herzustellen und auf seine Stoffwechselwirkung zu prüfen.

Laut mündlicher Mitteilung von QUADBECK ist die Herstellung eines derartigen Stoffes aber schwierig und der Körper zudem wahrscheinlich in dieser Form nicht beständig. Aus diesen und äußeren Gründen (Schwierigkeiten bei der Tierhaltung) habe ich zunächst auf eine Verfolgung dieser Fragen verzichten müssen.

6. Schlußbetrachtung des zweiten Teiles.

Mit dem Nachweis, daß das Glyoxal in ähnlicher Weise wie das A im Pankreas und zwar vorwiegend an den LANGERHANSschen Inseln toxische Degenerationen verursachen kann, eröffnen sich folgende Aussichten für die menschliche Diabeteslehre:

Unter dem Einfluß der Untersuchungen von KATSCH wird der Diabetes mellitus als Regulationskrankheit aufgefaßt. Das bedeutet, daß der Diabetes mellitus klinisch nur dann in Erscheinung treten kann, wenn das Zusammenspiel der die Regulation des Kohlenhydratstoffwechsels sonst bestimmenden Faktoren gestört ist. Wie sehr dabei der Blick vom Pankreas abgekehrt wird, zeigt die Mitteilung von STOCKINGER. Die anfänglichen Hoffnungen, die die experimentelle Diabetesforschung auf den AD gesetzt hatte, und die eine Wiederherstellung der alten Vermutungen über pathogenetische Verbindungen zwischen Gicht und Diabetes mellitus (Diabetes alternans, UMBER) neu erstellt zu sehen wähnten, waren durch die Feststellung von STOLL enttäuscht worden, daß nämlich mit einer A-Wirkung im menschlichen Stoffwechsel nicht gerechnet werden dürfte. Sollten die Ermittlungen von STOLL auf die Dauer Bestätigung finden, so befänden wir uns in der eigenartigen Situation, im Experiment zwar einen Stoff zu besitzen, der bei bestimmter Dosierung einen Diabetes erzeugen kann, für die natürlichen Stoffwechselverhältnise aber keine Bedeutung hat. Das Unbefriedigende dieser Feststellungen ist offenbar. Die Entdeckung des AD kann nun trotzdem als Beitrag zur „Ehrenrettung" des Pankreasdiabetes aufgefaßt werden, weil der Nachweis, daß eine elektive Giftwirkung die Insulinbildner zerstört, der Vermutung Raum gewährt, daß beim menschlichen Diabetes möglicherweise laufend in wechselnd großer Menge pathologische intermediäre Stoffwechselprodukte entstehen, die eine dauernde Beschädigung des Inselsystems verursachen und so schließlich zu einem Insulinmangeldiabetes führen.

Sollte sich meine Beobachtung, daß Glyoxal Inselzellschäden setzen kann, bei Nachprüfung als richtig erweisen, so bedeutet das einen Schritt weiter: Es wäre damit ein Stoff gefunden, der nichts mit dem Purinstoffwechsel zu tun hat, sondern wahrscheinlich aus dem Kohlenhydratstoffwechsel, vielleicht aus der Brenztraubensäure, möglicherweise auch vom Fettstoffwechsel hergeleitet und in größeren Mengen zur Verfügung gestellt werden kann.

Um Mißverständnisse zu vermeiden, möchte ich aber folgendes betonen: Ich glaube nicht, daß Glyoxal selbst eine unmittelbare Bedeutung für die Diabetesforschung besitzt. Es wirkt selbst zu giftig und kommt wahrscheinlich auch im intermediären Kohlenhydratstoffwechsel nicht, auch nicht als Methylglyoxal, vor (Meyerhof 1948). Wir können nach unsren Versuchen auch nicht von einem „Glyoxaldiabetes" sprechen. Das Prinzip aber, das ich vom AD herleite und für die weitere Diabetesforschung als wesentlich bezeichnen möchte, ist, daß es Stoffe zu suchen gilt, die die Inselzellen treffen, eine charakteristische hyperglykämische Reaktion erzeugen und im Stoffwechsel in ausreichenden Mengen zur Verfügung stehen. Unsere Untersuchungen über das Glyoxal sollen daher eine Anregung zur weiteren Nachforschung und zur Suche nach ähnlichen oder ähnlich wirkenden Substanzen darstellen. Sie zeigen weiter, daß es wirklich Stoffe gibt, die einen Teil jener Bedingungen erfüllen, die man an physiologisch mögliche diabetogene Substanzen stellen muß, wenn sie selbst auch wegen zu großer Nebenwirkungen zur Erzeugung einer Dauerhyperglykämie nicht geeignet sind.

Die Entdeckung, daß andere Stoffe außer dem A Inselschäden erzeugen können, ist ja nicht neu („Styryl-Chinoline 90"). Ob das Glyoxal selbst im Zusammenhang mit dem AD genauer geprüft worden ist, ist mir nicht bekannt; ich möchte das nicht glauben. Nur C. C. Bailey erwähnt einmal beiläufig[46], daß es keine diabetogene Wirkung habe. Das deckt sich mit unseren Beobachtungen.

Die Untersuchung von Stoffen mit bestimmten Affinitäten fordert auch Feyrter. Seine Lehre vom insulären Gangorgan

[46] Unveröffentlichte Untersuchung von Bailey, Bailey u. Leech, S. 184. 1947.

könnte möglicherweise durch den AD eine gewisse Bestätigung erfahren. Ich selbst konnte allerdings keine Veränderungen im Helle-Zellen-System des Gangbaumes nachweisen*. – Auch die Ergebnisse der feineren Inselmorphologie (BARGMANN, FERNER, TERBRÜGGEN) könnten durch A- und Glyoxalvergiftung geprüft werden.

Die Frage, ob das Alloxan nur die β-Zellen schädigt, ist wohl nicht restlos erledigt. Sollten Stoffe gefunden werden, die am Bestand der α-Zellen angreifen, so ist damit zu rechnen, daß Histogenese und physiologische Bedeutung auch der übrigen Inselzellen besser bekannt werden können. Die Bedeutung gerade der α-Zellen ist noch ungeklärt. Erst kürzlich ist wieder die Meinung laut geworden, daß die α-Zellen eine den β-Zellen entgegengesetzte Aufgabe hätten (E. ABDERHALDEN 1948). Ich selbst habe mir immer gedacht, daß das hyperglykämisierende Prinzip des Pankreas, das Glucagon (BÜRGER; BÜRGER und KLOTZBÜCHER), möglicherweise an die α-Zellen gebunden sei. – Der Umstand, daß die Glyoxalase im menschlichen und tierischen Körper weitest verbreitet ist, kann – selbst wenn das Glyoxal oder ein verwandter Stoff im Schema des intermediären Kohlenhydratabbaus von MEYERHOF (1948) keinen Platz hat – eigentlich nur so verstanden werden, daß das Vorkommen von Glyoxal oder seiner Homologen biologisch möglich ist. Sollte also Glyoxal wirklich einmal gebildet werden, dann wird es mengenmäßig, infolge der Tätigkeit der Antiglyoxalase, unter anderem im Pankreas mehr vorkommen als an anderen Orten.

Wenn man das Glucagon als physiologischen, im Pankreas stationierten Gegenspieler des Insulins auffaßt, und wenn man die Möglichkeit der Glyoxalbildung nicht grundsätzlich leugnen will, so wären im Falle der Glyoxalbildung zwei dem Insulin entgegenwirkende Stoffe im Pankreas vorhanden. Ich halte es für denkbar,

* Anmerkung bei der Korrektur: Inzwischen hat WEYHBRECHT aus dem Pathologischen Institut in Tübingen zur Frage des Verhaltens des insulären Gangorganes beim Alloxandiabetes des Kaninchens Stellung genommen [Virchows Arch. **317**, 190 (1949)]. WEYHBRECHT hat ebenfalls keine Veränderungen am Bestande des Gangorganes nach Alloxanmedikation gefunden. Er kommt zu dem Schluß, daß die Zellen des Gangorganes am Insulinstoffwechsel nicht teilnehmen könnten. — Während unsre tatsächlichen Befunde überein stimmen, möchte ich der Deutung, die WEYHBRECHT seinen Versuchsergebnissen gegeben hat, nicht beipflichten. Es gibt nämlich insulinproduzierende Zellen, die durchaus alloxanresistent sind. Dafür sprechen die Beobachtungen von HUGHES, SHULTZ und DUKE, FRIEDGOOD und MILLER, sowie CONN und HINERMANN.

daß das Glyoxal oder ein Homologes ein Bestandteil des Glucagons (etwa eine Wirkstoffgruppe) sind. Ich mache darauf aufmerksam, daß physiologisch mögliche Spuren des Glyoxals im sog. „gebundenen Blutzucker" (GREVENSTRUK) im Blute transportiert, im Pankreas aber als ortsständige Gegenspieler des Insulins und damit der β-Zelltätigkeit, als Bestandteil des Glucagones oder diesem koordiniert, vorkommen könnten. Sollten dem Insulin entgegenwirkende Stoffe tatsächlich an die α-Zellen gebunden sein, dann würde das mit der von vielen vertretenen Anschauung, daß die β-Zellen von den α-Zellen abstammen sollen (FERNER), nicht leicht zu vereinbaren sein.

7. Zusammenfassung des zweiten Teiles.

Die experimentelle Untersuchung von acht verschiedenen Glykolen und verwandten Substanzen an der Katze hat schwere Parenchymschäden an Niere, Leber, Herzmuskel und Gehirn gezeigt. Die erhobenen Befunde wurden miteinander verglichen. Es hat sich wahrscheinlich machen lassen, daß frische Glykolvergiftungen über das Nervensystem, ältere über Niere und Leber tödlich wirken. Das histologische Kennzeichen der Glykolvergiftung ist der Zellhydrops, vor allem der Nierenepithelie. Diese Befunde wurden mit Veränderungen der serösen Entzündung in Beziehung gesetzt. In einigen Fällen von Äthylenglykolvergiftungen wurden Pankreasnekrosen gefunden. Bei der Suche nach anderen Stoffen, die Pankreasnekrosen verursachen können und als intermediäre Abbauprodukte des Äthylenglykols in Frage kommen, hat sich zwanglos ein Vergleich zwischen Alloxan- und Glyoxalwirkung ergeben. Dabei wurden unter anderem Zerstörungen im Bereich der LANGERHANSschen Inseln und übereinstimmende Blutzuckerkurven gefunden. Das Glyoxal ist also ein Stoff, dessen chemische Reaktionsbereitschaft der des Alloxans entspricht. Die Pankreaswirkung des Glyoxals wird verständlich durch die Tatsachen der Fermentchemie: Während Glyoxal sonst durch die in Blut und Gewebe vorhandene Glyoxalase zerstört wird, ist in Pankreas (und Niere) eine das Glyoxal schützende Antiglyoxalase nachgewiesen worden. Die Bedeutung derartiger Zusammenhänge (Glyoxal-Alloxan) liegt auf der Hand: Es ist denkbar, daß auch beim menschlichen Pankreasdiabetes vermittels einer Mißbildung des Stoffwechsels unter Umständen pankreatotrope Substanzen entstehen, die laufend am

Inselzellbestand angreifen, diesen zur Erschöpfung und dadurch einen Insulinmangeldiabetes zustande bringen.

Literatur.

ABDERHALDEN, E.: Dtsch. med. Wschr. **1946**, 241. — Schweiz. med. Wschr. **1947**, 1145. — Z. Vitamin-Hormon-Fermentforsch. **1**, 191 (1947).— ABDERHALDEN, R.: Zit. nach E. ABDERHALDEN 1947. — AKAZAKI, K., u. E. WAKAMATU: Slg Vergift.fälle **11**, 33 (1940). — D'AMATO, FR.: Hereditas (Schwd.) **34**, 83 (1948). — ANDERSEN: Z. physiol. Chem. **159**, 297 (1927). — APPLEGARTH, A. P., and A. A. KONEFF: Anat. Rec. (Am.) **96**, 13 (1946). — ARCHIBALD: J. biol. Chem. (Am.) **158**, 347 (1945). — ARIYAMA, N.: J. biol. Chem. (Am.) **77**, 359, 395 (1928). — AUFDERMAUR, M.: Schweiz. Z. Path. usw. **11**, 42 (1948). — BACCARI, V. e G. AURICCHIO: Boll. Soc. ital. Biol. sper. **23**, 1066 (1947). — BACHEM, C.: Med. Klin. **1917**, 312. — BAILEY, O. T., C. C. BAILEY and W. H. HAGEN: Amer. J. med. Assoc. **208**, 450 (1944). — BAILEY, C. C., PH. M. LE COMPTE, O. T. BAILEY and C. C. FANSEEN: Proc. Soc. exper. Biol. a. Med. (Am.) **66**, 271 (1947). — BARBER, H.: GUY'S Hosp. Rep., Lond. **84**, 267 (1934). — BARGMANN, W.: Die LANGERHANSschen Inseln des Pankreas. Im Handbuch der mikroskopischen Anatomie von W. v. MÖLLENDORFF, Bd. VI/2, S. 197. Berlin: Springer 1939. — LA BARRE, J. et VESSELOWSKY: Arch. internat. Physiol. **37**, 188 (1933). — BEILSTEIN, PRAGER u. JACOBSON: Handbuch der organischen Chemie, Bd. I, S. 759. Berlin: Springer. — BENNETT, L. L., and A. A. KONEFF: Anat. Rec. (Am.) **96**, 1 (1946). — BENNETT, L. L., A. A. KONEFF and J. W. WOLFF: Anat. Rec. (Am.) **101**, 213 (1948). — BENSLEY, P. R.: HARVEY Lect. (Am.) **10**, 250 (1915). — BERG, J. A. G. TEN: Ndld. Tschr. Geneesk. **1947**, 2266. — BERRY, H., and J. MICHAELIS: Quart. J. Pharmacy **20**, 331, 348 (1947). — BHAT, J. V., and H. A. BARKER: J. Bacter. (Am.) **55**, 359 (1948). — BIRCH-HIRSCHFELD: Lehrbuch der pathologischen Anatomie, 10. Abschn., IV. Kap. BOEMKE, FR.: Virchows Arch. **310**, 106 (1943). — BREDT, H.: Virchows Arch. **308**, 60 (1942). — BROCK, N., H. DRUCKREY u. H. HERKEN: Arch. exper. Path. (D.) **194**, 165 (1940). — BROH-KAHN, R. H., and J. A. MIRSKY: Science (N. Y.) **106**, 148 (1947). — BROWNING, E.: Zit. nach E. GROSS, S. 209. — BRÜCKMANN, G., and E. WERTHEIMER: Nature (Brit.) **155**, 267 (1945). — J. path. Chem. **168**, 241 (1947). — BRUNSCHWIG, A., and I. G. ALLEN: Canc. Res. **4**, 45 (1944). — BRUNSCHWIG, ALLEN, OWENS and THORNTON: J. amer. med. Assoc. **124**, 212 (1944). — BUCCIARDI, G.: Arch. ital. Sci. farmacol. **8**, 1 (1939). — BÜCHNER, FR.: Zbl. Path. **83**, 53 (1945). — BÜRGER, M.: Z. inn. Med. **1947**, 311. — BÜRGER, M., u. E. KLOTZBÜCHER: Z. inn. Med. **1947**, 43. — BURGER, A. S. V., and J. I. LORCH: Biochem. J. (Brit.) **41**, 223 (1947). — CALVÉRY, H. O.: Amer. Scientist **32**, 103 (1944). — CAMPENHOUT, E. v., u. G. DUPERROY: Acta med. Belgica Suppl. **1**, 16 (1948). — CANNON, P. R.: J. amer. med. Assoc. **109**, 1536 (1937). — CLOETENS, R.: Arch. internat. Pharmacodynam. **68**, 419 (1942); **69**, 389 (1944). — CONN, J. W., and D. L. HINERMANN: Amer. J. Path. **24**, 429 (1948). — CONN, J. W., D. L. HINERMANN and R. W. BUXTON: J. Labor. a. clin. Med. (Am.) **32**, 347 (1947). — DAVIS, M. E., W. F. NICHOLAS and K. G. LAWRENCE: Proc. Soc. exper. Biol. a. Med. (Am.) **66**, 638 (1947). — DAKIN, H. D., and H. W. DUDLEY: J. biol. Chem. (Am.) **14**, 155 (1913); **15**, 463 (1913). — DEICHMANN, W. B., K. V. KITZMILLER and S. WHITERUP: Arch. Biochem. (Am.) **7**, 409 (1945). — DENTICE DI ACCADIA, F.: Ann. Inst. Pasteur, Par. **73**, 1114 (1947). — DISCHE, Z., u. H. GOLDHAMMER: Arch. Verdgskrkh. **54**,

319 (1933). — DOERR, W.: Virchows Arch. **313**, 137 (1944). — Vortrag KWI Heidelberg am 12. Jan. 1948. — DOERR, W., F. BOPP, R. KUHN u. G. QUADBECK: Naturw. **35**, 125 (1948). — DOERR, W., u. K. HOLLDACK: Virchows Arch. **315**, 653 (1948). — DOERR, W., A. KRAFT u. J. RAUSCHKE: Klin. Wschr. **1947**, 749. — DOTZAUER, G.: Dtsch. med. Wschr. **1948**, 22. — DRABKIN, D. L., and J. B. MARSH: J. biol. Chem. (Am.) **171**, 455 (1947). — DUFF, G. L., G. C. MACMILLAN and D. C. WILSON: Proc. Soc. exper. Biol. a. Med. (Am.) **64**, 251 (1947). — DUFF, G. L., and H. STARR: Proc. Soc. exper. Biol. a. Med. (Am.) **57**, 280 (1944). — DUNN, KIRKPATRICK and MACLETCHIE: J. Path. a. Bacter. **55**, 245 (1943). — DUNN, J. S. u. a.: Lancet **1944**, 154, 665. — DUNN, J. S., and N. G. B. MACLETCHIE: Lancet **1943**, 384. — DUNN and SACHCHIDANANDA BANERJEE: Lancet **1944**, 658. — DUNN, SHEEHAN and MAC LETCHIE: Lancet **1943**, 484. — ENDERS u. SIGURDSON: Biochem. Z. **317**, 26 (1945). — EPPINGER, H.: Die seröse Entzündung. Wien 1935. — FABRE, M. R.: Bull. Acad. Méd., Par. **131**, 550 (1947). — FAHR, TH.: In HENKE-LUBARSCHS Handbuch, Bd. VI/1, S. 195. Berlin: Springer 1925. — Die Morphologie des Morbus Brightii. In Nierenkrankheiten von E. BECHER, S. 578. Jena: Gustav Fischer. — FALIN, L.: Virchows Arch. **284**, 713 (1932). FELLOWS, J.K., F. P. LUDUENA and P. J. HANZLIK: J. Pharmacol. (Am.) **89**, 210 (1947). — FERNER, H.: Anat. Anz. **88**, 104 (1939). — Virchows Arch. **309**, 87 (1942). — FEYRTER, F.: Diffuse endokrine epitheliale Organe. Leipzig: Johann Ambrosius Barth 1938. — Erg. Path. **36**, 3 (1943). — FISCHER, H., u. P. HUBER: Vjschr. naturforsch. Ges. Zürich **92**, 165 (1947). — FISCHLER, F.: Z. physiol. Chem. **165**, 53, 68 (1927). — FISCHLER, F., u. O. HIRSCH: Arch. exper. Path. (D.) **127**, 287 (1928). — FLECKENSTEIN, A.: Arch. exper. Path. (D.) **203**, 151 (1944). Neue Gifte der Zellatmung, Natur. histor. med. Ver. Heidelberg 22. Juli 1947. — FLURY, F.: In Toxikologie und Hygiene der technischen Lösungsmittel, herausgeg. von LEHMANN und FLURY. Berlin: Springer 1938. — FLURY, F., u. W. WIRTH: Arch. Gewerbepath. **5**, 1 (1936). — FÖLDI, M., J. SANDOR u. G. SZABO: Experientia **4**, 279 (1948). — FRIEDEMANN, T. E., M. COTONIO and P. A. SHAFFER: J. biol. Chem. (Am.) **73**, 335 (1927). — FRIEDGOOD and MILLER: Proc. Soc. exper. Biol. a. Med. (Am.) **59**, 61 (1945). — GAARENSTROM, J. H., u. S. D. DE JONGH: Proc. Kon. nederl. Akad. Wetensch. **51**, 166 (1948). — GEMMILL, CH. L.: Amer. J. Physiol. **150**, 613 (1947). — GIUDICEANDREA: Policlinico sez. prat. **1933**, 1755. — GOLDNER, M. G.: Bull. N. Y. Acad. Med. **21**, 44 (1945). — GOLDNER, M. G. and G. GOMORI: Endocrinology (Am.) **35**, 241 (1944). — Proc. Soc. exper. Biol. a. Med. (Am.) **65**, 18 (1947). — GROBÉTY, J.: Bull. Histol. appl. etc. **25**, 8 (1948). — GORDON, B. S., u. R. G. OLIVETTI: Gastroenterology **9**, 409 (1947). — GRANDE, F., y J. C. DE OYA: (a) Rev. españ. Enferm. Appr. digest. **7**, 106 (1948). — (b) Rev. Clin. españ. **28**, 365 (1948). — GRANDE COVIAN, F., y J. C. DE OYA: Rev. Clin. españ. **1947**, Nr 1/2. — GRAUPNER, H., u. A. WEISSBERGER: Zool. Anz. **96**, 204 (1931). — GREVENSTUK, A.: Erg. Physiol. **28**, 1 (1929). — GRIFFITHS, M.: Nature (Brit.) **160**, 758 (1947). — GROSS, E.: In Toxikologie und Hygiene der technischen Lösungsmittel, herausgeg. von FLURY und LEHMANN, S. 192. Berlin: Springer 1938. — GRUBER, G. B.: In HENKE-LUBARSCHS Handbuch, Bd. V/2, S. 339. Berlin: Springer 1929. — HAARMANN, W.: Biochem. Z. **256**, 350 (1932). — HAGEBUSCH, O. E.: J. amer. med. Assoc. **109**, 1537 (1937). — HAGEMANN, P.O., and TH. R. CHIFFELLE: J. Labor. a. Clin. Med. (Am.) **33**, 571 (1948). — HANGARTER: Med. Klin. **1944**, 468. — HANSEN, K.: Slg Vergift.fälle A **1**, 77, 175 (1930). — HANZLIK, P. J., W. S. LAWRENCE, J. K. FELLOWS, F. P. LUDUENA and G. L. LAQUEUR: J. industr. Hyg. a. Toxicol. (Am.) **29**, 325

(1947). — HANZLIK, P. J., A. J. LEHMANN, JR. W. VAN WINKLE and N. K. KENNEDY: J. Pharmacol. (Am.) **67**, 114 (1939). — HARD, R. L., and C. J. CARR: Proc. Soc. exper. Biol. a. Med. (Am.) **55**, 214 (1944). — HERKEL, W., u. K. KOCH: Dtsch. Arch. klin. Med. **178**, 511 (1936). — HERRING, P. T., and A. HYND: J. Physiol. (Brit.) **66**, 267 (1928). — HERXHEIMER, G.: Virchows Arch. **183**, 228 (1906). — HEUBNER, W., u. R. HÜCKEL: Arch. exper. Path. (D.) **178**, 749 (1935). — HOFBAUER, A.: Inaug.-Diss. Würzburg 1933. — HOFMANN: Biochem. Z. **243**, 423 (1931). — HOLLE, G.: Virchows Arch. **310**, 160 (1943). — HOLTZ, P., M. EXNER u. H. J. SCHÜMANN: Arch. exper. Path. (D.) **205**, 243 (1948). — HOPKINS, F. G., and E. J. MORGAN: Biochem. J. (Brit.) **42**, 23 (1948). — HOUSSAY, B. A.: J. Physiol. et Path. gén. **39**, 249 (1947). — HOUSSAY, B. A., y A. F. CARDEZA: Rev. Soc. argent. Biol. **23**, 65 (1947). — HOUSSAY, B. A., y R. GERSCHMANN: Rev. Soc. argent. Biol. **23**, 28 (1947). — HOUSSAY, B. A., O. ORIAS y J. G. SARA: Rev. Soc. argent. Biol. **21**, 30 (1945). — J. amer. med. Assoc. **129**, 145 (1945). — HUGHES, H.: J. Anat. (Brit.) **81**, 82 (1947). — HUGHES, H., and G. E. HUGHES: Brit. J. exper. Path. **25**, 126 (1944). — HUGHES, WARE and YOUNG: Lancet 1944, 148. — INGLE, D. J., and J. A. HOGG: Proc. Soc. exper. Biol. a. Med. (Am.) **66**, 244 (1947). — JACOBS, H. R.: Proc. Soc. exper. Biol. a. Med. (Am.) **37**, 407 (1937). — JANES, G. R., and M. PROSSER: Amer. J. Physiol. **151**, 581 (1947). — JANUSCHKE, H.: Arch. exper. Path. (D.) **61**, 363 (1909). — KARRER, P.: Lehrbuch der organischen Chemie. Leipzig: Georg Thieme 1943. — KARRER, P., F. KOLLER u. H. STUERZINGER: Helvet. chim. Acta **28**, 1529 (1945). — KATSCH, G.: Klin. u. Prax. **1946**, 17, 36. — KERMACK, W. O., CH. G. LAMBIE and R. H. SLATER: Biochem. J. (Brit.) **21**, 40 (1927); **23**, 410 (1929). — KIRKPATRICK, MACLETCHIE and TELFER: J. Path. a. Bacter. **55**, 245 (1943). — KIRSCHBAUM, WELLS u. MOLANDER: Zit. nach GRIFFITHS. — KLINGE, F.: Zbl.Path. **70**, 248 (1938). — KNORRE, v.: Slg Vergift.fälle **13** (1943). — KOBERT, R., u. B. KÜSSNER: Virchows Arch. **78**, 209 (1879). — KOCH, F.: Dtsch. Arch. klin. Med. **169**, 100 (1930). — KOPF, R., u. A. LOESER: Dtsch. med. Wschr. **1948**, 49. — KRAFT, A., u. J. RAUSCHKE: Inaug.-Diss. Heidelberg 1947. — KRAMER u. TISDALL: In RONA und KLEINMANN, Praktikum der physiologischen Chemie, Bd. 2, S. 271. 1929. — KRÜGER, R.: Virchows Arch. **215**, 44 (1914). — KUHN, R., u. R. HECKSCHER: Z. physiol. Chem. **160**, 154 (1926). — KULDVERE, E.: Inaug.-Diss. Heidelberg 1948. — LAAS, E.: Virchows Arch. **286**, 426 (1932). — Frankf. Z. Path. **55**, 265 (1941). — LABES, R., u. H. FREISBURGER: Arch. exper. Path. (D.) **156**, 226 (1930). — LAGUESSE, E. G.: C. r. Soc. Biol. **65**, 139 (1908). — LANG, G.: Wien. med. Wschr. **1866**, 1513. — LAUNOY, L.: Zit. nach Ber. Physiol. **132**, 479 (1943). — LAZAROW, A.: Proc. Soc. exper. Biol. a. Med. (Am.) **61**, 441 (1946); **66**, 4 (1947). — J. Labor. a. clin. Med. (Am.) **32**, 1258 (1947). — LEECH, R. S., and C. C. BAILEY: J. biol. Chem. (Am.) **157**, 525 (1945). — LEHMANN and NEWMAN: J. Pharmacol. (Am.) **60**, 312 (1937). — LEPOUTRE: J. Urol. (Fr.) **20**, 424 (1925). — LETTERER, E.: Über eigenartige Eiweißablagerung und Eiweißphagocytose nach Injektion von Fremdserum im Glomerulus des Frosches. Tagg westdtsch. Pathologen, Karlsruhe 17. April 1948. — LIEBIG, J. v.: Liebigs Ann. **121**, 80 (1862). — LIEBIG, J. v., u. F. W. WÖHLER: Liebigs Ann. **26**, 255 (1838). — LIEBMANN, E.: Schweiz. med. Wschr. **1944**, 1339. — LOHMANN, K.: Biochem. Z. **254**, 332 (1932). — LUDUENA, F. P., J. K. FELLOWS, G. L. LAQUEUR and R. L. DRIVER: J. industr. Hyg. a. Toxicol. **29**, 390 (1947). — LUKENS, F. D. W., F. C. DOHAN and M. W. WOLCOTT: Endocrinology (Am.) **32**, 475 (1943). — LUNDBLAD, G.: Ark. Kem., Mineral. Geol. A, **24**, 1 (1947). — LUTTERJOHANN,

J.: Inaug.-Diss. Göttingen 1945. — MacClean, D.: Lancet **1942**, 797. — de Majo, S. F.: Rev. Soc. argent. Biol. **23**, 46, 62 (1947). — Mannic, M., u. J. L. Rivier: Schweiz. med. Wschr. **1947**, 112. — Markees, S., u. F. W. Meyer: Experientia **4**, 195 (1948). — Martinez, C., S. Gitter y R. Covian: Rev. Soc. argent. Biol. **23**, 81 (1947). — Meyer, F. O. W., Massatsch, C., u. K. Kuntze: Pharmaz. Ztg. **1947**, 423. — Meyerhof, O.: Experientia **4**, 169 (1948). — Miller, H. C.: Endocrinology (Am.) **40**, 251 (1947). — Miura: Biochem. Z. **36**, 25 (1911). — de Moor, P., et Ch. A. Vuylsteke: Arch. internat. Pharmacodynam. **75**, 459 (1948). — Mori: J. biol. Chem. (Am.) **35**, 341 (1918). Zit. nach Orzechowski, Gömöri u. Hundrieser. — Müller, P. B.: Z. physiol. Chem. **266**, 149 (1940). — Neubauer, O.: Arch. exper. Path. (D.) **46**, 133 (1901). — Neuberg, C.: Biochem. Z. **49**, 502 (1913); **51**, 484 (1913). — Oettingen, W. F., u. E. A. Jirouch: Zit. nach Taeger. Slg Vergift.fälle A **9**, 1, 717 (1938). — Ohmori, M.: Okayama-Igakkai-Zasshi **42**, 777 (1930). — Orzechowski, G., P. Gömöri u. M. Hundrieser: Arch. exper. Path. (D.) **178**, 739 (1935). — Otami, S.: Amer. J. Path. **3**, 1 (1927). — Page, J.: Zit. nach Ber. Physiol. **40**, 848 (1927). — Petri, E.: In Henke-Lubarschs Handbuch, Bd. X, S. 232. 1930. — di Pietro, A. et A. F. Cardeza: Rev. Asoc. méd. argent. **1947**, 674. — Platt, M. E., and E. F. Schroeder: J. biol. Chem. (Am.) **104**, 281 (1934). — und **106**, 179 (1934). — Pohl, J.: Arch. exper. Path. (D.) **37**, 413 (1896). — Lehrbuch der Toxikologie von Starkenstein-Rost-Pohl, S. 312. Wien: Urban & Schwarzenberg 1929. — Pons, C. A., and R. P. Custer: Amer. J. med. Sci. **211**, 544 (1946). — Price, W. H., C. F. Cori and S. P. Colowick: J. biol. Chem. (Am.) **160**, 633 (1945). — Price, W. H., M. W. Slein, S. P. Colowick and G. T. Cori: Fed. Proc. **5**, 150 (1946). — Prigal, S. J., Th. H. MacGavack and M. Bell: Amer. J. Med. **3**, 185 (1947). — Purr: Enzymology **2**, 350 (1938). — Randerath, E.: Erg. Path. **32**, 91 (1937). — Klin. Wschr. **1941**, 281. — Dtsch. Arch. klin. Med. **193**, 119 (1947). — R-Candela, J. L., and L. R. Urgoiti: Endocrinology (Am.) **41**, 435 (1947). — Richardson, K. C., and F. G. Young: Lancet **1938**, 1098. — Robertson, O. H., Cl. G. Loosli, Th. T. Puck, H. Wise, H. M. Lemon and W. Lester: J. Pharmacol. (Am.) **91**, 52 (1947). — Rössle, R.: Virchows Arch. **291**, 1 (1933); **311**, 252 (1943). — Zbl. Path. **83**, 51 (1945). — Ruben, J. A., and R. J. Tipson: Arch. Biochem. (Am.) **8**, 1 (1944). — Science (N. Y.) **101**, 536 ((1945). **103**, 634 (1946). — Sabalitschka, Th.: Pharmaz. Ztg. **84**, 138 (1948). — Sakuma, F.: J. Biochem. (e.-Jap.) **13**, 423 (1931). — Saller, K.: Hippokrates (D.) **1947**, 32. — Santavy, F.: J. Physiol. et Path. gén. **36**, 1089 (1938). — Saviano, M.: Experientia **4**, 76 (1948). — Saviano, M., e D. Franciscis: Boll. Soc. ital. Biol. sper. **23**, 383 (1947). — Saxholm, R.: Nord. Med. **1947**, 777. — Scheunemann, Br.: Pharmazie **1947**, 454. — Schindler: Inaug.-Diss. Kiel 1937. Zit. nach Zinck. — Schoenmackers, J.: Ärztl. Forsch. **1947**, 218. — Seekles, L., B. Sjollema u. F. C. van den Kaay: Biochem. Z. **244**, 258 (1932). — Sergeyewa, M. A.: Anat. Rec. (Am.) **71**, 319 (1938). — Rév. Canad. Biol. **6**, 755 (1947). — Shaffer, C. B., and F. H. Critchfield: Analyt. Chemistry **19**, 22 (1947). — Shipley, E. G., and K. H. Beyer: Endocrinology (Am.) **40**, 154 (1947). — Shultz, C. S. and J. R. Duke: Bull. Hopkins Hosp. Baltim. **82**, 20 (1948). — Siderius, P.: Acta brevia neerl. Physiol. **15**, 56 (1947). — Siliprandi, W.: Experientia **4**, 228 (1948). — Smith, H. F. Jr., C. P. Carpenter, C. B. Shaffer, J. Seaton and L. Fischer: J. industr. Hyg. a. Toxicol. (Am.) **24**, 281 (1942). — Somogiy, M.: J. biol. Chem. (Am.) **70**, 599 (1926). — Staehelin, D., and W. Voegtli:

Nature (Brit.) **160**, 363 (1947). — STARKENSTEIN, E.: Arch. exper. Path. (D.) **77**, 45 (1914). — STARREK, E.: Inaug.-Diss. Würzburg 1938. — STOCKINGER, W.: Klin. Wschr. **1947**, 801. — STOLL, W.: Z. Naturforsch. **1**, 592 (1946). — SUZUKI: Zur Morphologie der Nierensekretion unter physiologischen und pathologischen Bedingungen. Jena: Gustav Fischer 1912. — TAEGER, H.: Slg Vergift.fälle A **9**, 718 (1938). — TERBRÜGGEN, A.: Klin. Wschr. **1947**, 434. — Virchows Arch. **315**, 407 (1948). — TERBRÜGGEN, A., u. H. DENECKE: Beitr. path. Anat. **109**, 491 (1947). — THÜRAUF, K.: Dtsch. Mil.arzt **8**, 622 (1943). — TÖBBEN, H.: Virchows Arch. **302**, 246 (1938). — TSCHESNOKOV: Zit. nach HERKEL u. KOCH, s. S. 517. — TUERKISCHER, E., and E. WERTHEIMER: J. Endocrinology **5**, 229 (1948). — UMBER, F.: Ernährungs- und Stoffwechselkrankheiten, S. 441. Berlin 1925. — VINCKE, E., u. D. MÜLLER: Arch. exper. Path. (D.) **204**, 446 (1947). — VISCHER, W.: Schweiz. Z. Path. u. Bakter. **10**, 286 (1947). — WADE, G. C.: Australian J. exper. Biol. a. med. Sci. **25**, 179 (1947). — WAGNER, H.: Inaug.-Diss. Heidelberg 1949. — WALPOLE, A. L., and J. R. M. INNES: Brit. J. Pharmacol. a. Chemother. **1**, 147 (1946). — WALTHER, R.: Arch. Gewerbepath. **11**, 326 (1942). — WEICHSELBAUM, A.: S.ber. Akad. Wiss. Wien, Abt. III **117**, 211 (1908). — WEST, E. S., and D. M. HIGHET: Proc. Soc. exper. Biol. a. Med. (Am.) **68**, 60 (1948). — WIENER: Arch. exper. Path. (D.) **42**, 375 (1899). — WILEY, F. H., W. C. HUEPER and W. F. v. OETTINGEN: J. industr. Hyg. a. Toxikol. (Am.) **18**, 123 (1936). — WÖHLER, F.: Ann. Pharm. Heidelbg **26**, 241 (1838). —WOERNER, C. A.: Anat. Rec. (Am.) **71**, 33 (1938). — YOUNG, F. G.: Schweiz. med. Wschr. **1946**, 894. — ZEHRER, G.: Med. Klin. **1948**, 369. — ZINCK, K. H.: Veröff. Konstit.- u. Wehrpath. **1940**, 36.

Anhang.

Nach Abschluß obiger Untersuchungen und Niederschrift der Arbeit ist eine weitere Reihe von Veröffentlichungen erschienen, auf die ich, um das früher Gesagte zu ergänzen, eingehen muß.

Für den I. Teil der Arbeit und die sich daraus ergebenden Folgerungen sind die Mitteilungen von TERBRÜGGEN und L. H. KETTLER bedeutsam. TERBRÜGGEN hat in einer neuen Abhandlung zur Frage der serösen Entzündung Stellung genommen und seinen bereits früher (zusammen mit DENECKE) bezogenen Standpunkt präzisiert. Ich stimme hinsichtlich dessen, was man als eine seröse Entzündung bezeichnen kann, nicht nur mit ihm überein, sondern möchte glauben, daß die Zeit gekommen ist, in der durch Zusammenarbeit zwischen Pathologie und Biochemie nachgewiesen werden kann, daß diejenigen „Entzündungsgifte", die das banale Bild der serösen Entzündung im Sinne der vasculären Theorie auslösen, grundsätzlich Gleichartiges auch im Innern der Zelle leisten können. Ich verkenne dabei keineswegs die Schwierigkeiten, die sich für die histologisch-diagnostische Praxis aus einem solchen Vorgehen ergeben. Es handelt sich auch mehr um das Grundsätzliche: Jene Gifte, die sonst das Bild der vasculären entzündlichen

Reaktion zustande bringen, greifen in den stofflichen Bestand der Parenchymzelle ein und verursachen eine Verschiebung eiweißreicher Flüssigkeiten, zunächst im Innern der Zelle, später — nach Änderung der Permeabilität der Grenzflächen — auch in der Umgebung. Es ist gut denkbar, daß diese Vorstellung durch eine kombinierte Prüfung verschiedener Entzündungsgifte und ihrer Leistungen mit der Methode von FLECKENSTEIN einerseits, sowie TERBRÜGGEN andererseits ausgebaut werden kann.

KETTLER unterscheidet die eigentliche „vacuolige Degeneration" und die „blasige Entartung". Erstere sei kein schwererwiegendes Ereignis. Die vacuolig degenerierte Zelle sei nicht vergrößert, sondern vielfach atrophisch und mit Lipofuscin beladen; der Zellkern sei ganz intakt. Bei der letzteren dagegen käme es zu einer starken Aufblähung der Zelle mit Kerndegeneration. Wenn ich KETTLER recht verstehe, wären in seinem Sinne alle oder fast alle Veränderungen, die ich als hydropisch-vacuoläre beschrieben habe, als blasige Entartung zu bewerten.

Ich kann mich zwar mit der ausführlichen Abhandlung von KETTLER jetzt nicht im einzelnen auseinandersetzen. Eine umfassendere Behandlung der hydropisch-vacuolären Degeneration etwa auch der Niere drängt ja zur Bearbeitung. Ich möchte aber zweierlei klarstellen:

1. Die betonte Trennung, die KETTLER zwischen vacuoliger Degeneration und den Organveränderungen bei der serösen Entzündung vornimmt, halte ich für unbegründet. Der Standpunkt KETTLERs ist zwar konventionell verständlich, er bedarf jedoch, seitdem die Ergebnisse von FLECKENSTEIN bekannt geworden sind, der Revision.

2. Auch die strenge Zweiteilung zwischen vacuoliger Degeneration und blasiger Entartung halte ich für zu scharf. Ich glaube, wiederholt Übergangsbilder gesehen zu haben. Es will mir auch nicht einleuchten, warum eine mehr kontinuierliche Abnahme der Grenzflächenspannung des Protoplasmas benachbarter Zellen nicht alle Übergänge zwischen Konfluenz kleiner Vacuolen („vacuolige Degeneration") und relativer Konstanz feintropfiger Emulsionen („blasige Entartung") ermöglichen soll. Unsere derzeitigen Kenntnisse über die physikalische Chemie der Zelle schließen eine solche Auffassung nicht aus, sondern gewähren der Vorstellung von KETTLER kaum eine befriedigende Stütze.

Zum II. Teil unserer Ausführungen haben die Mitteilungen von F. D. W. LUKENS, GRIFFITHS, LAZAROW, PATTERSON, LEVEY, KUHN und QUADBECK, FERNER, TERBRÜGGEN und DOERR Bezug.

Der Sammelbericht von LUKENS ist die gründlichste Studie über den AD, die bis jetzt bekannt geworden ist. Da sie aber die neuere europäische Literatur (England ausgenommen) fast gar nicht berücksichtigt, stellt sie eine glückliche Vervollständigung der uns bekannt gewordenen Tatsachen dar. Ich entnehme der Arbeit folgende Ergebnisse: LUKENS berichtet unter anderem nicht nur über Besonderheiten der A-Wirkung auf andere Organe als das Pankreas, sondern auch über den Stand der Suche nach weiteren diabetogenen Stoffen. Die Nebennieren wurden bei alloxandiabetischen Tieren teils normal, gelegentlich vergrößert befunden. In einigen Fällen wurden herdförmige Nekrosen im Mark und in der Zona fasciculata der Rinde besonders nach akuter A-Vergiftung, manchmal Blutungen, seltener entzündliche Reaktionen gesehen. Im ganzen genommen sind die toxischen Nebennierenveränderungen bescheiden. Sie scheinen für den Ablauf des AD keine besondere Bedeutung zu haben. — Im Hypophysenvorderlappen wurden in seltenen Fällen Degenerationen an den Basophilen beobachtet; Einzelheiten werden leider nicht mitgeteilt. Während nach Vergiftung mit gewöhnlichen Alloxangaben in 22% der Fälle Lebergewebsnekrosen bei Hund und Katze beobachtet wurden, kam es nach gleichzeitiger i.v. Injektion von Cystein und Alloxan zu Leberparenchymnekrosen in 85%! Da Cystein allein gut verträglich ist, Leberschädigungen aber durch Cystin bekannt sind, darf man annehmen, daß das zum Inselzellschutz injizierte Cystein durch Alloxan in Cystin umgewandelt worden ist. — Bei Ratten und Kaninchen wurden Kataraktbildungen und Netzhautschädigungen, niemals aber Arteriosklerose, beobachtet. Bei länger anhaltendem AD mit Netzhautblutungen zeigten sich Veränderungen der Bluteiweißkörper (Verminderung der Albumine, Vermehrung des β-Globulins).

Im folgenden bringe ich eine tabellarische Übersicht über die Stoffe, die, wie LUKENS berichtet, einen AD verhüten können, also eine Schutzwirkung entfalten, die selbst eine diabetogene Wirkung haben (Tabelle 15), und die auf etwaige diabetogene Reaktionen geprüft aber negativ befunden worden sind (Tabelle 16).

Tabelle 15.

Stoffe mit antidiabetogener Schutzwirkung	Diabetogene Stoffe
1,2-Dimethyl-4-Amino-5 (d-l-Ribityl-Amino)-Benzol	Monomethylalloxan
Nicotinsäure	Monoäthylalloxan
Pyridin-Dicarbonsäure	Monopropylalloxan
Atophan	Alloxantin
Glutathion	Dimethylalloxantin
Cystein	Diäthylalloxantin
3,4-Diamino-Toluol	Dialursäure
o-Phenylendiamin	Monoäthyldialursäure
Natriumbisulfit	Barbitursäure
1,2-Dithioglycerin („BAL")	Violursäure

Tabelle 16.

Geprüfte Stoffe ohne diabetogene Wirkung	
Allantoin	Oxalsäure
Alloxansäure	Oxalursäure
Dimethylalloxansäure	Formyl-Oxalursäure
Benzolbarbitursäure	Parabansäure
Benzoil-Harnstoff	Piperazin
Benzylalloxan	Rhodizonsäure
Butylalloxan	„Senecionene"
Isobutylalloxan	Sulfadiazin (Pyrimal)
Phenylalloxan	Tartronsäure
Dimethylalloxan	Thiourazil
Methyl-Äthyl-Alloxan	Urazil
Methyl-Propyl-Alloxan	Uramil
Dimethyl-Dialursäure	n-Methyluramil
Isodialursäure	Harnsäure
Formyl-Harnstoff	Cersulfat
Guanidin	Persulfat
Isatin	Chinon
Isobarbitursäure	Natriummolybdat
n-Dodekylbarbitursäure	Styryl-Chinolin
Mesoxalsäure	1,2-Naphthochinon-4-Sulfonsäure
Natriumesoxalat	Naphthochinon
Mesoxalsäureäthylester	„1,8-Mesoxalylnaphthalenemesoxalyl"
Mesoxalamid	Chinolin
Murexid	Cinchophen
Ninhydrin	

Aus dieser Übersicht geht hervor, daß die Ansichten über die diabetogene Wirkung mancher Substanzen (Ninhydrin, Styryl-Chinolin) geteilt sind.

GRIFFITHS hat jüngst zur Frage der hypoglykämischen Reaktion nach Alloxaninjektion erneut Stellung genommen. An Meerschweinchen und Kaninchen (mit Applikation von Alloxan auf verschiedenste Weise an mehreren Körperstellen, mit und ohne Pankreatektomie, mit und ohne Anlage von Gefäßklemmen am Pankreas, nach mithionin- und cysteinfreier Ernährung und durch quantitative Insulin- und Glutathionbestimmung) wurde gezeigt, daß die Hypoglykämie nach Alloxangabe tatsächlich auf einer Insulinausschüttung beruht. Der beim Meerschweinchen schlechte Alloxaneffekt ist bedingt durch den relativ großen Glutathiongehalt seiner Organe. Nach Fütterung mit methionin- und cysteinfreier Kost (HAAG und WRIGHT) entsteht auch beim Meerschweinchen nach Alloxaneinspritzung die von den sonstigen Versuchstieren her bekannte hypoglykämische Remission.

LAZAROW, PATTERSON und LEVEY haben den Reaktionsablauf von Alloxan und Dialursäure mit Glutathion und Cystein in vivo und in vitro im u.v. Licht spektroskopisch zu prüfen versucht. Sie glauben, nachgewiesen zu haben, daß Alloxan durch Cystein und Glutathion verschiedenartig behandelt wird. Der Vorgang, durch den Cystein im Tierversuch vor der diabetogenen Alloxanwirkung schützen kann, besteht wahrscheinlich in der Reduktion des Alloxans zur Dialursäure. Obwohl nach PRETI, ASCOLI und IZAR Letztere wiederum zu Alloxan zurückverwandelt werden kann, wird diese Reaktion wahrscheinlich durch Anwesenheit von Cystein verzögert. Dadurch würde möglicherweise auch die spontane Alloxanbildung im Tierkörper verhindert werden. Wirksame Alloxanmengen könnten jedenfalls nicht entstehen. — Der Mechanismus, durch den Glutathion die diabetogene Alloxanwirkung verhindern soll, wird in der Bildung einer spektroskopisch bestimmbaren neuartigen Substanz erblickt. Da PRETI, ASCOLI und IZAR ein Ferment in der blutdurchströmten Hundeleber nachgewiesen haben (nach Angabe von LAZAROW, PATTERSON und LEVEY), das die Entstehung von Alloxan aus Dialursäure ermöglicht, und weil bei genügend großen Mengen von experimentell zugeführter Dialursäure unter Umständen ein Diabetes entstehen kann, sind LAZAROW und Mitarbeiter nicht abgeneigt, den Oxydo-Reduktionsvorgängen Alloxan $\rightleftarrows$ Dialursäure bei relativem Mangel an Cystein eine theoretische Bedeutung für die Pathogenese des menschlichen Diabetes mellitus zuzuerkennen. In diesem Zusammenhang erweisen sich die Feststellungen von GRIFFITHS, daß man bei Kaninchen, die experimentell an Glutathion verarmt sind, durch Injektion großer Harnsäuremengen ebenfalls einen Diabetes erzeugen kann, als sehr bedeutsam. Die Mitteilung von STOLL ist den Autoren aber offenbar nicht bekannt geworden. — Ich möchte aber die Vermutung aussprechen, daß LAZAROW und Mitarbeiter die Arbeiten von ASCOLI und IZAR, sowie PRETI nicht ganz richtig interpretiert haben: In den Originalarbeiten bietet sich nämlich keine Handhabe für eine so weitgehende Schlußfolgerung.

Von dem Gedanken, die Alloxanwirkung zu verstärken, sind KUHN und QUADBECK ausgegangen: Sie haben Ratten gleichzeitig Alloxantetrahydrat und Borsäure subcutan injiziert. Dabei hat sich überraschenderweise herausgestellt, daß nicht nur keine Verstärkung des Alloxaneffektes eingetreten, sondern die Giftigkeit von Alloxan für Ratten durch Borsäure abgeschwächt worden war. Die nach Alloxaninjektion auftretende Hyperglykämie (Phase III) ließ sich durch gleichzeitige Borsäuregabe unterdrücken. Wenn man aber den Tieren, die auf diese Weise nicht diabetisch geworden waren, 8 Tage nach der ersten Injektion nochmals die gleichen Mengen von Alloxan und Borsäure verabreicht, so entsteht dann doch ein typischer Alloxandiabetes. — KUHN und QUADBECK sind geneigt, den Alloxan-Borsäureeffekt nicht im Sinne einer direkten Schutzwirkung der Borsäure, sondern dahin zu deuten, daß Borsäure die Reaktionsfähigkeit des Alloxan derart steigert, daß dieses vorzeitig verbraucht wird und eine diabetogene Wirkung nicht entfalten kann. Der Umstand, daß nach Wiederholung der Alloxan-Borsäurebehandlung nachträglich trotzdem ein diabetischer Zustand entsteht, wird als Folge einer Aufbraucherscheinung der das Alloxan sonst abfangenden Stellen gedeutet.

Der Alloxan-Borsäureeffekt stellt also ein neues Prinzip dar, die diabetogene Wirkung einer einmaligen Alloxangabe bei der Ratte zu verhüten.

In einer neuen Abhandlung vertritt FERNER wiederum die Meinung, die β-Zellen würden von den α-Zellen abstammen. Er versucht die Ergebnisse der AD-Forschung im Sinne seiner Theorie zu verwerten. TERBRÜGGEN und ich sind der Ansicht, daß diese Auffassung zu eng ist. Die durch Alloxan erzeugten Veränderungen der LANGERHANSschen Inseln sind nicht geeignet, derartige Konsequenzen zu gestatten: Wir stellen uns vielmehr vor, daß α- und β-Zellen koordiniert sind, von einer einheitlichen Matrix abstammen, aber besondere Aufgaben im Inselzellgefüge zu erfüllen haben. Auch der Ansicht von FERNER über das insuläre Gangorgan FEYRTERs muß ich widersprechen: Der Umstand, daß FERNER keine Veränderungen am Helle-Zellensystem nach Alloxanmedikation gesehen hat, darf nicht zur Ablehnung der FEYRTERschen These verwendet werden. Einmal ist zu bedenken, daß Alloxan auch die β-Zellen jugendlicher Tiere nicht beschädigt, zum andern daran zu erinnern, daß auch die Insulinbildner der Inseladenome alloxanresistent sind. Jugendliche, d. h. wenig differenzierte β-Zellen, β-Zellen jugendlicher Tiere und geschwulstige β-Zellen werden vom Alloxan eben nicht angegriffen. Unter der Voraussetzung, daß die β-Zellen tatsächlich Insulin bilden, ist folgender Standpunkt gerechtfertigt: Entweder können die hellen Zellen des insulären Gangorganes wirklich Insulin oder einen ähnlichen Stoff produzieren — was mir auf Grund der Bemerkung von FISCHER und HUBER über die sekretionsfördernde Wirkung des Insulins auf das exkretorische Parenchym nicht unmöglich erscheinen will — oder sie haben mit dem β-Zellsystem nichts zu tun. Im einen Falle handelt es sich um häufig versilberbare Vorstufen der gewöhnlichen ausgereiften Insulinbildner, im anderen um indifferente Vorstufen von Zellen oder Zellsystemen, die mit der Insulinproduktion gar nichts zu tun haben. In beiden Fällen aber ist es selbstverständlich, daß Alloxan hier nicht angreifen kann. — Die Folgerungen von FERNER sind eben zu weitgehend.

Man wird diese Fragen voraussichtlich erst dann besser beantworten können, wenn die morphologischen Zusammenhänge des insulären Gangorganes mit den LANGERHANSschen Inseln, der Stammbaum der α- und β-Zellen und der Mechanismus der Alloxanwirkung besser bekannt sind.

Auch die Morphologie der Inselzellveränderungen nach Glyoxalvergiftung wurde weitergetrieben. Ich habe kürzlich auf Grund von Inselzellzählungen (vorgenommen nach den Regeln von TERBRÜGGEN) nachgewiesen, daß normalerweise bei der Katze auf 1 α- 4 β-Zellen, nach einer etwa 1 Woche lang durchgeführten Alloxanvergiftung auf 1 α- 1 β-Zelle und nach entsprechender Glyoxalmedikation auf 1 α-Zelle 2 β-Zellen entfallen.

Restliche Literatur.

ASCOLI, M., u. G. Z. IZAR: Z. physiol. Chemie **62**, 347 (1909). — DOERR, W.: Verh. dtsch. Ges. Path. **1948**. — FERNER, H.: Klin. Wschr. **1948**, 481. — GRIFFITHS, M. G.: Austral. J. exper. Biol. a. Med. Sci. **24**, 339 (1948). — J. biol. Chem. (Am.) **172**, 853 (1948). — HAAG, J. R., and L. D. WRIGHT: J. Nutrit. (Am.) **19**, 563 (1940). Zit. nach GRIFFITHS. — KETTLER, L. H.: Virchows Arch. **315**, 587 (1948). — KUHN, R., u. G. QUADBECK: Naturw. (im Druck). — LUKENS, F. D. W.: Physiol. Rev. (Am.) **28**, 304 (1948). — LAZAROW, A., J.W. PATTERSON and ST. LEVEY: Science (N. Y.) **108**, 308 (1948). — PRETI, L.: Z. physiol. Chem. **62**, 354 (1909). — TERBRÜGGEN, A.: Virchows Arch. **315**, 407 (1948). — Z. inn. Med. **1947**, 710. — Aussprache z. Vortr. DOERR Verh. dtsch. Ges. Path. **1948**.

Jahrgang 1940.

1. F. EICHHOLTZ und W. SERTEL. Weitere Untersuchungen zur Chemie und Pharmakologie der Heidelberger Radiumsole. DMark 2.20.
2. H. MAASS. Über Gruppen von hyperabelschen Transformationen. DMark 1.20.
3. K. FREUDENBERG, H. WALCH, H. GRIESHABER und A. SCHEFFER. Über die gruppenspezifische Substanz A (5. Mitteilung über die Blutgruppe A des Menschen). DMark 0.60.
4. W. SOERGEL. Zur biologischen Beurteilung diluvialer Säugetierfaunen. DMark 1.—.
5. Annulliert.
6. M. STECK. Ein unbekannter Brief von Gottlob Frege über Hilbert's erste Vorlesung über die Grundlagen der Geometrie. DMark 0.60.
7. C. OEHME. Der Energiehaushalt unter Einwirkung von Aminosäuren bei verschiedener Ernährung. I. Der Einfluß des Glykokolls bei Hund und Ratte. DMark 5.60.
8. A. SEYBOLD. Zur Physiologie des Chlorophylls. DMark 0.60.
9. K. FREUDENBERG, H. MOLTER und H. WALCH. Über die gruppenspezifische Substanz A (6. Mitteilung über die Blutgruppe A des Menschen). DMark 0.60.
10. TH. PLOETZ. Beiträge zur Kenntnis des Baues der verholzten Faser. DMark 2.—.

Jahrgang 1941.

1. Beiträge zur Petrographie des Odenwaldes. I. O. H. ERDMANNSDÖRFFER. Schollen und Mischgesteine im Schriesheimer Granit. DMark 1.—.
2. M. STECK. Unbekannte Briefe Frege's über die Grundlagen der Geometrie und Antwortbrief Hilbert's an Frege. DMark 1.—.
3. Studien im Gneisgebirge des Schwarzwaldes. XII. W. KLEBER. Über das Amphibolitvorkommen vom Bannstein bei Haslach im Kinzigtal. DMark 1.60.
4. W. SOERGEL. Der Klimacharakter der als nordisch geltenden Säugetiere des Eiszeitalters. DMark 1.40.

Jahrgang 1942.

1. E. GOTSCHLICH. Hygiene in der modernen Türkei. DMark 0.60.
2. Studien im Gneisgebirge des Schwarzwaldes. XIII. O. H. ERDMANNSDÖRFFER. Über Granitstrukturen. DMark 1.60.
3. J. D. ACHELIS. Die Überwindung der Alchemie in der paracelsischen Medizin. DMark 1.40.
4. A. BENNINGHOFF. Die biologische Feldtheorie. DMark 1.—.

Jahrgang 1943.

1. A. BECKER. Zur Bewertung inkonstanter α-Strahlenquellen. DMark 1.—.
2. W. BLASCHKE. Nicht-Euklidische Mechanik. DMark 0.80.

Jahrgang 1944.

1. C. OEHME. Über Altern und Tod. DMark 1.—.

1945, 1946 und 1947 sind keine Sitzungsberichte erschienen

Abhandlungen der Heidelberger Akademie der Wissenschaften

Mathematisch-naturwissenschaftliche Klasse*)

21. L. VAN WERVEKE. Der Verlauf und das Alter der Hauptverwerfungen und der übrigen wichtigeren Störungen und Bewegungen im Gebiet des Mittelrheintalgrabens. 1934. DMark 5.—.
22. M. SCHMIDT. Fossilien der spanischen Trias. Mit einem Beitrag von J. v. Pia. Mit 6 Tafeln und 66 Textabbildungen. 1936. DMark 8.80.
23. E. FRENTZEN. Ontogenie, Phylogenie und Systematik der Amaltheen des Lias Delta Südwestdeutschlands. Mit 6 Tafeln und 43 Textabbildungen. 1937. DMark 11.20.
24. H. VOGT. Zur Physik des Sterninnern. I. Zur Theorie des Sternaufbaues. II. Entartung im Sterninnern. 1940. DMark 0.80.
25. W. SCHMIDLE. Die Großformen der Bodenseelandschaft und ihre Geschichte. Mit 6 Karten und 8 Textabbildungen. 1944. DMark 5.80.

*) Bestellungen auf Abhandlungen, auch auf die früher erschienenen, nimmt die Weiß'sche Universitätsbuchhandlung in Heidelberg entgegen.